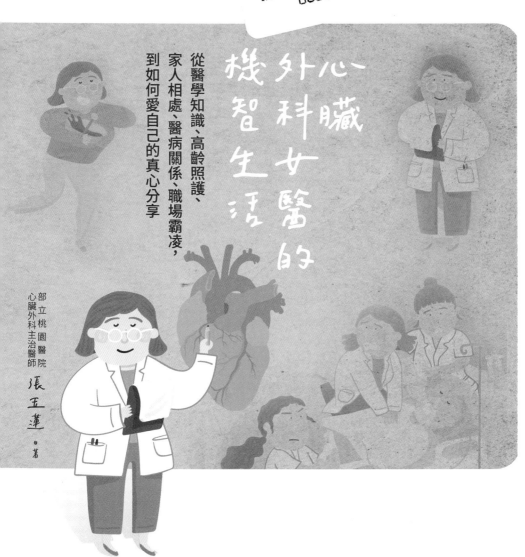

心臟外科女醫的機智生活

從醫學知識、高齡照護、
家人相處、醫病關係、職場霸凌，
到如何愛自己的真心分享

部立桃園醫院
心臟外科主治醫師
張玉蓮 著

原水文化

|Part 1|
心臟外科女醫師的養成

Chapter 1 醫療現場 ……020

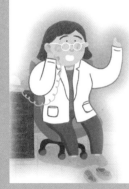

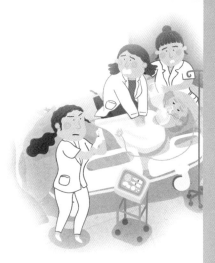

Chapter 2 白色巨塔職場現形記 ……097

Chapter 3 新冠疫苗施打 ……123

|Part 2|
50⁺熟女醫師的機智生活

Chapter 4 與長輩有智慧相處 ……138

Chapter 5 與家人朋友的好生活 ……200

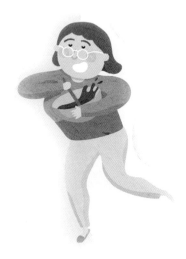

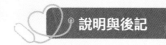

說明與後記

Dr. 張 醫學小教室

最溫暖、幽默的
機智女醫是這樣養成的

謝世榮（台中慈濟醫院 心臟血管中心主任）

張玉蓮醫師寫的故事很好看，她的文筆流暢，故事真實而精彩。在描述現實的病痛折磨、生離死別、悲歡離合的場景中，處處透露著溫暖和幽默。我是看了書以後才知道她這方面的才華。

當張醫師打電話來，要我幫忙寫個推薦文，我心裡相當驚訝，一方面將近二十年沒共事了，另一方面不知道她的文筆居然這麼好，成了作家；現在的張主治醫師已經跟十多年前的玉蓮醫師是不太一樣的了。

回想二零零三年，當她來台中榮民總醫院的心臟血管外科當住院醫師時，我擔任主治醫師已經有七、八年的時間。那時候科裡有六位主治醫師，四、五位住院醫師，每年要應付約五百例的開心手術，以及將近一百例的主動脈手術，還有數不清的週邊血管手術，加上還要分撥人力去支援埔里及嘉義榮民醫院，當時也沒有現在這麼多血管內的導管治療方法，因此每一台刀都得確確實實地「手工精密縫製」，有些比較複雜的「大刀」，一站上手術檯可能十小時也下不來，而且手術後的病人也需要特別的照護。所以，當時全

科人員幾乎每天都忙得焦頭爛額。

　　故此，對於任何有理想、有抱負、願意投入這個戰場來奮鬥的熱血青年，我都會帶著敬意投以讚賞的眼光。張醫師當年是個五官端正、英氣勃勃、精神飽滿的年輕姑娘。一口特別標準的國語清晰流暢，對工作充滿熱情，聰明好學、又好問，特別有想法，就是陳述意見時非常直白。過一段時間，我發現她常常讓已經忙得暈頭轉向的年輕主治醫師及總醫師有點招架不住，讓人捏把冷汗。當然她也就有些辛苦。想起那個青澀的年代，有些難過也有些有趣。

　　心臟外科的工作著重在團隊合作，想做好工作首先就一定得想辦法融入團隊，這些智慧得從人與事裡面慢慢磨練出來。多年後從張醫師的書裡，看到了一個懂得放下身段、懂得自嘲、懂得有效溝通及運籌帷幄的成熟主治醫師。《道德經》說：「為而不爭」就是這個道理。「夫唯不爭，故天下未能與之爭」，沒有任何一個人在團隊裡是特別的，治療疾病的唯一目的，就是努力想辦法將病人治好，其他諸如增添醫師個人光彩的事，真的不是那麼重要。

　　心臟病的治療方式在這 15 年來，因為科技的進步有了很大的不同，現在大部分的先天性心臟病，如心房中膈缺損或心室中膈缺損，幾乎都可以不用開刀，改以心導管手術就可以治療了。一部分心臟瓣膜疾病也可以用導管手術治療。開心手術仍然是最後手段。雖然心臟外科手術本質並無改變，但因醫材的進步、手術技術的交流、術前術後照護品質的提升，讓很多以前被認為比較危險的手術變得愈來愈安全。

　　近年來因醫療科技的全面進步，人類平均壽命已延長到誇張的地步。但新的問題來了，人到底活到幾歲比較適當？每個人在心理上大多不喜歡因老病而拖累家人來照顧，但生死大事通常不是自己能決定

的。往生前必須得待在安養院中或躺在病床上的人，行動的不自由，對於一個裝有熱愛自由靈魂的軀體來說，無異於是殘酷的禁錮，這是每個家庭都可能會面對的問題，也可能是你我最終需要正視的現實。

張玉蓮醫師在書中陳述了許多個案故事，其中有她個人的醫療人生成長，有因治療而建立起來的醫病情誼，也有其至親因病痛折磨而離世的痛苦心情。這些過程雖然很苦很累也很煎熬，但是看見病危的患者因得到即時治療而康復，讓她覺得這二十多年來的行醫生活是很有意義的，也是我們行醫者最大的回饋。

書中每個故事的後面會有心臟相關疾病說明，或是與醫療相關的法律知識，以及如何預立醫療決定，如何申請緊急醫療補助等很實用的資訊，大家在閱讀故事的同時也能增長知識。

我們有幸生活在醫療便利的台灣，手邊有許多醫療相關資訊，期待這本書的出版能讓大家對心臟病以及心臟病的外科治療有深一層的認識，同時也讓有心投入醫療志業的年輕人能更清楚「心臟外科醫師」的使命與職責。這是一本有趣、精彩的好書，值得一看。

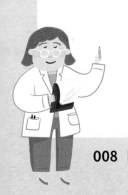

有所堅持的
精彩外科女醫師

▍徐錦池

（台中長安醫院 執行院長、前衛生福利部台北醫院 院長、前衛生福利部桃園醫院 副院長）

　　上午開會後處理未接的訊息，發現張玉蓮醫師來電，回話後張醫師熟悉的聲音和過去一樣似乎沒變，聽張醫師說她寫了一本書，讓我吃驚、高興又好奇。已經多年沒有見到張醫師，印象中張醫師口條清晰、思緒邏輯清楚，說話直接，是一位很替患者著想的醫師。也因為替患者著想因此有所堅持，對當時的醫療團隊帶來不少的衝擊，但也因為這些衝擊讓團隊日漸成長，患者也因此得到更完善的照護。在我和張醫師共事當時，讓我看到了這樣的善循環。

　　2010 年，我到衛福部桃園醫院任職，雖然該院是衛福部所屬醫院規模最大的醫院，醫院的前輩和同仁創造不少亞洲第一、台灣第一的醫療成就，卻因為人才的更替，導致許多業務消失或停擺，造成醫療服務的完備性有缺口。2011 年，張醫師到桃園醫院任職，隔年就恢復停擺多年的開心手術，著實令人欽佩；經過這些年整個團隊的努力，

醫院提供的醫療量能不只在急重症治療，在防疫的表現上更是大家有目共睹的。

　　張醫師的書用流暢的文字，說故事般地清楚分享親身經歷的醫療個案、個人成長、醫病關係、臨終陪伴、團隊合作和自己人生的轉變。在輕鬆的閱讀中讓人學習到嚴肅的主題，也令人深入思考許多人生的課題。這些是每天接觸生死情境的張醫師真心給我們的分享，感謝張醫師。期待張醫師繼續分享精彩人生。以此為文，推薦本書。

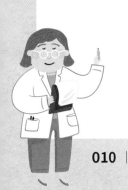

給20⁺到50⁺族群
最恰當的人生建議

▋**曾秀學**（理學博士、衛生福利部桃園醫院 教學研究中心研究員）

　　這本書我由衷認為書名真的很貼近作者在工作及生活中的真實寫照，不僅反應了心臟外科在臨床上真實的樣貌與挑戰，也突顯出心臟外科醫師必須具備的人格特質──心臟大顆、臨場應變、機智反應及建立與患者的相互信任。而我所認識的張醫師，正是完全符合上述所有特質的一位好醫師。

　　我認識張醫師有四年的時間了，雖非臨床專業領域的工作同仁，但在共事臨床個案研究發表工作過程中，對張醫師的第一印象是──被心臟外科耽誤的一位有潛力的醫學插圖畫家。每當與張醫師討論臨床個案過程中，總見她拿著一支原子筆或鉛筆隨時就可以畫出討論個案的臨床心臟和血管狀況，並利用插圖向我這個臨床門外漢以深入淺出的方式來跟我說明與討論發表內容，就如同她用相同的做法搭配淺顯易懂的語言與病患家屬說明手術細節，如出一轍。

　　這些動作足以說明她扎實的心臟外科訓練底子，以及對每位患者臨床狀況的了解程度。而初次拿到本書文稿的當下，隨手翻閱書中內

容時，最先注意到的就是在書中竟再次看到張醫師親筆描繪的醫學插圖，我不禁會心一笑，因為張醫師又再次展現她的長才了，這次不是臨床手術解說，也非臨床研究工作發表，而是在她常年高壓的臨床工作日積月累下所留下的豐富生活經驗，與對人生的體悟養分所孕育出的這本集結小品。

　　這本書蒐羅了張醫師在臨床工作與生活經驗等方面上的集合與體悟。她其實很擅長說故事及情緒表達。展開目錄頁的時候，端看每個章節和標題的敘述，都會開始期待接下來她與每位患者之間的點點滴滴與連結，以及她和親朋好友間的智慧相處與互動，並深深沉浸在其中讀到忘我。這本小品既有臨床知識解說，也富含醫師與患者間的互動、互信，每一個案例及每一個故事的情緒都值得細細品味，與大家一起分享。

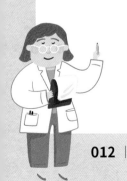

專業、良善、辛辣、霸氣的女醫豪傑

傅玉招（急重症護理師、衛生福利部桃園醫院 護理部督導退休）

得知我有幸可以搶先拜讀張玉蓮醫師的大作時，跟張醫師共事十年的我，腦海中馬上浮現出對張醫師的印象。她是個性真誠、直率善良的醫者，卻又是一般女性不會選擇急重症行醫的「女醫豪傑」。

由於我在醫院急診及加護中心工作二十餘年，使得在這本書讀到的每一幕都能夠感受到那驚心動魄、心有戚戚焉的臨場感，因為這是我們曾經的每天日常，張醫師則毫不遮掩地百分百呈現在讀者眼前。

同時，我還真的忘了張醫師有其辛辣的一面！只因她救治患者良善的衝勁，讓我忽略了張醫師在救治病危患者時，所顯現的果決與霸氣。

這是一本讀者必讀、必買的好書。因為書中的各種意外、急重症情況，都可能出現在我們週遭。難能可貴的是，每一幕情境除了讓讀者看到醫療拯救危急患者不忍卒睹的真實情況之外，還能看到張醫生奮力救回患者後，病家感受到生命無價的感恩，然而張醫師早已忘卻的溫馨感人的一面。書裡更有「Dr. 張 醫學小教室」，詳細解說疾病與治療，不僅可以增加民眾的醫療知識，更是讓身為醫事人員的我們，可以重新複習一次且文情並茂的好書。

醫者仁心、感同身受的機智女醫

▌吳鴻康（衛生福利部桃園醫院 骨科部運動醫學科主任）

當蓮姐邀請我協助寫推薦短語，我真的是受寵若驚。想到作家苦苓說過：

總覺得寫序是一件「大事」。第一、你一定要比對方厲害，至少是輩份比較高。第二、你要把人家的書看得很仔細，還能看出許多好處來，尤其是別人看不出來的好處。第三、幫人寫序就好像名人幫產品代言，很有「掛保證」。

可是我輩分不高，也非名醫，但我有仔細拜讀蓮姐的這本書，首要的感受真的是心有戚戚焉。

因為外科醫師的養成教育，從實習、住院、主治醫師，一路艱辛又耗盡心力。無止盡的晨會、門診、開刀、病房回診、值班、照會、參與醫療行政、醫學會論文發表……當步入資深主治醫師後，還必須肩負教學、服務及研究，箇中滋味冷暖自知。

蓮姐的文筆流暢，將外科醫師的成長歷程鉅細靡遺地娓娓道來，也讓讀者能更清楚醫師的養成之路。醫者仁心就是希望做醫生的人，都有一顆仁愛正義慈悲之心，救死扶傷、醫療病痛。蓮姐不只看心臟，更照顧到了病患的心情，還因為自身的照護經驗更能感同身受，不忘替患者和家屬找到一個漂亮的時間點告別。

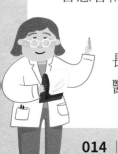

與蓮姐相識結緣於部桃，更是一起打拼見證桃園醫院的成長，透過這本書能更了解從醫師角度體驗的生活經驗與重要心臟醫學知識，真摯推薦給讀者們閱讀，一定會讓大家獲益良多！

感恩、分享的人生引路人

▌陳春蘭 （衛生福利部桃園醫院 門診護理師）

　　緣分就像是一條隱形的線。身為朋友又是同事的我，看了此書才發現心思細膩且手巧的妳經歷了這麼多，將從事醫療工作的經歷，一字一句的寫出來。我很高興能跟妳一起體驗妳的感受。不止是小豪的故事讓我的眼淚在眼珠滾動，每一則文章後，不但有醫學小教室、說明與後記，還有教科書學理的分享、法律經驗的傳遞，豐富又好懂，更串起一個個與患者、家屬、家人、朋友，甚至團隊的緣分。

　　本書最後一句：「我相信當你讀完它，你的生命裡就有了我，而我也得到我人生的延續。」這真是一句有智慧又感性的話。感謝妳將妳人生的閱歷書寫下來分享給更多人，就像文中的蜂蜜和茶葉一樣，感恩的心，點點滴滴在心頭。祝福妳接下來的一生平安順遂。

放下、柔軟、生活

▌陳名珉 （暢銷書《我媽的異國婚姻》作者）

　　人生是不斷的經歷與學習。透過張玉蓮醫師親身經歷的生命故事，理解生死，學習面對，學會放下，選擇柔軟，懂得生活，不求圓滿，但求無憾。

給二十歲的我

2003 年，我開著我新買的車，南下台中去台中榮民總醫院報到，正式展開我第四年的住院醫師訓練。

之前，在台北榮民總醫院當了三年住院醫師，聽聞台中榮民總醫院心臟外科的強大與有組織，於是決定來到台中接受專科訓練。這是我第一次換工作。在這之前，我已南下台中好多次，拜訪主任、託人邀主任吃飯、面試外科部、找房子租房子、和無良的房東打交道、在講價且價目變來變去的計程車上臨時決定下車……吃了不少苦頭。

在大勢底定、開往台中的高速公路上，我有一種如同〈魔女宅急便〉中，小魔女琪琪要開始十三歲獨立壯遊的興奮與寂寞。魔女琪琪在出發當晚拿出一把自己紮好的小掃把準備起飛。只是和她不同的是，我沒有一位魔女母親，拿出一把更大、更牢固的掃把要我收下。從那一刻我明白，我的父母將不再有能力庇蔭我，以後我遇到的問題未必是他們能提供建議解決的。之後這一切後果，都將是我自己的決定。

這當中我興起一個念頭：長大的過程是這麼辛苦，但是熬過去了又還好，經驗和解決問題的功力也跟著以等比級數增

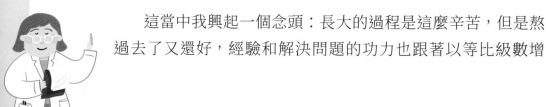

長。值得期待啊！我以後如果有機會，一定也可以和別人分享，讓別人不用走太多冤枉路。至少，我可以將這些求職、換工作、爭取機會的歷練傳授給無父、無母、無人庇佑的人，比如說，育幼院的小朋友。我們不替我們自己著想，還會有誰替我們想呢？

沒想到，這個念頭一埋就是二十年。

直到最近，看到年輕的同事們一再重犯和我當年一樣的錯誤，我忍不住開口嘮叨。但是我發覺我的好心和母愛，並沒有換來孩子們的感激。在他們坦白又毫不遮掩的笑容中，我彷彿看到了看著機器人「瓦力」的表情：機型老舊，又有點固執。

看著這群不聽老人言、不知天高地厚、沒慧根、文昌星又全滅了的傢伙，我決定寫書。我相信每一個人的成長過程都是一本教材。如果能跟第二個人分享，就能夠創造第二種價值。所以，這是屬於我的成長故事，包括認真工作、認真學習、付出和享受家庭生活。如果你想看，就繼續看下去囉！我相信老天爺過了這麼久才讓我想起這個任務，一定是當年的我，歷練得還不夠多。能給得不多，何來分享？

在本書裡，我用簡單的辭彙註解我們所遇到的醫學名詞，並且親自繪製了線條單純的解剖圖片，希望它讀起來不會太艱澀。

願這本書能讓你有所共鳴。再不然，最少最少，也能擁有一個心情愉快的夜晚。祝福你！

（備註：書中病例、照片皆經過當事人同意後登載。）

心臟
外科女醫的
機智生活

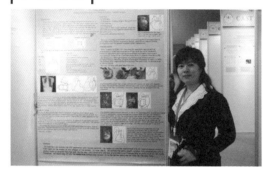

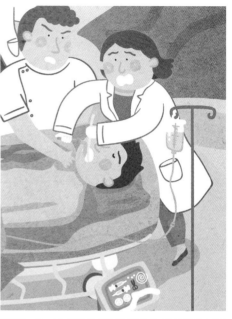

Part 1

心臟外科
女醫師的養成

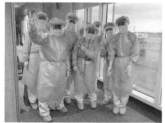

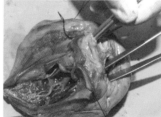

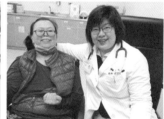

醫療現場

蜂蜜

　　急救的大原則是這樣：謀事在人，成事在天，動作要快，不管結果是如何，做就是了！因為，誰知道會不會有位忘了拿鑰匙而折返的骨科醫師挺身相助呢！？

　　今天晚上天氣有點冷。過了十二點，鬧哄哄的急診室才漸漸安靜了下來。

　　我在替患者放置導尿管。心想一鼓作氣忙完，待會兒好好休息一下。沒想到緊急救護系統電話來了，臨近的區域醫院要送一位嚴重創傷的患者過來。四十九歲男性，被工廠機器壓傷，受傷程度待評估，救護車十分鐘後到。

　　十分鐘是吧？怎麼一放下電話患者就出現在急診室門口！？對方的急診室也不管我方急診室狀況如何，就把患者抬出門送過來，這簡

直和事後告知沒兩樣，於是我心裡有點不情願。

　　患者被抬了進來，哀號個不停。我心想：「很好，會叫代表有意識，有血壓。」他右手臂被紡織工廠的機器滾筒捲進去，壓傷了右邊胸廓，青紫腫脹的手臂軟趴趴地掛在身旁。看樣子，血管、神經、骨頭都斷了，只剩皮肉連著。血壓一量，不得了！收縮壓只有五十五，全部人員不約而同動作加快。我把家屬請出去，然後尖起嗓門下醫囑：「呼吸器、中央靜脈導管、尿管、胸部 X 光、備血……」在外院耽擱三個鐘頭，只打了一條點滴，難怪患者連血壓都快沒了。

　　「張醫師，病歷還沒輸入，沒有辦法領血……」護士說。

　　「請……內科醫師……來幫忙打電腦！」我忙著插呼吸器，無法分心，嘴裡斷斷續續勉強擠出幾個字。「順便叫心外、胸外、骨科的總醫師來幫忙！」不一會兒護士跑來報告：「張醫師，全院電腦當機，總醫師 call 不到！」搞什麼！我馬上命令道：「那就問總機電話號碼一個一個找！」，同時在心裡大叫：「拜託！院內電腦千萬不要在這時候出狀況，人家我抗壓性很小啊！」

　　另外一邊的放射科也派人過來照了張胸部 X 光片。片子洗出來，胸腔內科醫師先在電腦上讀到，急急忙忙跑進急救室：「張醫師，妳看……」右邊胸腔全白了，數不清肋骨斷了幾根，血胸？氣胸？搞不好都有。這時才注意到患者腫脹變形的右胸，皮下瘀青一大塊。「張力性氣血胸！？」再不快一點減壓，他的性命就要結束了。

　　「胸管，胸管！」還沒等我吩咐，機警的男護士早就抓來大號胸管，迅速消毒皮膚後，我往肋間的胸壁重重切下去。唉，我的學藝不精，會的只有這些，但今晚好像全用上了。無奈皮下血腫使胸壁變厚，

我伸出最長的手指,竟無法將肋膜挖穿!怎麼辦?此刻已是半夜一點,這讓我有「叫天天不應,叫地地不靈」的哀嘆。

就在這緊要關頭的時候,我隨意一抬頭,竟然看到了某位骨科醫師的大頭自動冒出來,還沒等我大叫:「兄弟,快來救命!」他已經二話不說,逕自戴上手套,用中指才一戳肋膜就被刺穿,沒多久就放出滿滿一桶血水。真是好個「臨門一指」,這世界上真的有神明!

後來才知道,這位兄弟今晚也才忙完,踏出醫院沒多久,嗶嗶扣也沒響,但他忘了拿鑰匙而折回。無意間路過急診室,聽到人聲嘈雜而探頭進來,就這樣鬼使神差地幫了大忙。

話說當時內科醫師也正幫我聯絡好放射科醫師,讓我們送患者去做血管攝影。影像檢查是外科醫師的地圖,沒有圖像導引,不知道出血點正確位置,外科醫師的手術刀就不知道要下在哪裡。我快速地向外頭焦急的家屬解釋了一番,然後帶著大包小包的血品,和骨科醫師一起推著病床往血管攝影室衝。我們真的是用衝的,一張床四個角都有人推送,感覺快飛起來。

趁著放射科醫師做血管攝影的空檔,我到外頭向家屬解釋病情。老師說過,病情危急時,要記得早點向家屬解釋狀況,給家人心裡準備的時間。沒想到還沒講完,婦人一下子癱坐在地上:「醫師,請妳一定要救救我先生!一定要救救他⋯⋯」我嚇了一跳,連忙和她兒子合力把她扶起來,還睜大眼睛強作鎮定保證:「我們一定會盡力的。」但心裡卻緊張得七上八下。行事在人,成事在天,如果真的救不活怎麼辦?

這時,心外的學長趕到。外面非常冷,他穿著厚厚的大衣,鼻孔

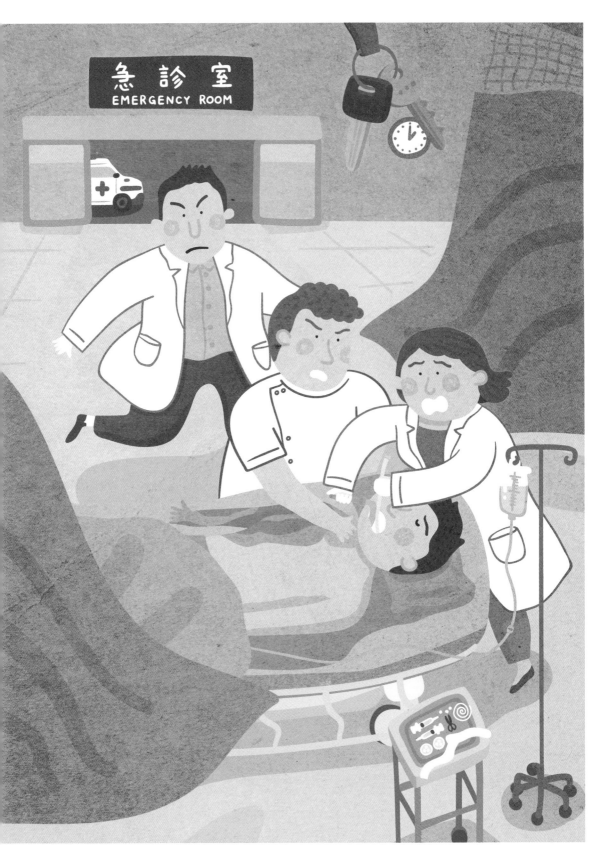

下還掛著兩條清清的鼻水。看著血管攝影的螢幕，二話不說，抓起電話連絡刀房，馬上開刀。這台刀是多科會診。不，簡直是外科部大會師。補血管、釘骨頭、修神經……心外、骨科、整外的同仁全上了。一台手術下來，共花了十二個小時。「聽說」手術順利。

聽說！？

對，因為守完那天大夜急診，我就上飛機了。事前我給自己安排了一個愉快的年休假，出發日期，正是當天。

幾個月後的某一天，我在醫院大廳被一個聲音叫住。

看著那張和善的臉，我怎麼也想不起他是誰。在披著的大衣下，他微微地抬起無力的右手，原來是那位胸壁壓傷的先生！在恢復期間，我去床邊探望過他一兩次，但時間一久我也忘了。

「醫師，我要送妳蜂蜜。」患者告訴我，蜂蜜是自己釀的。他一直在紡織工廠上班，幾年辛苦下來，孩子也大了，正考慮轉行釀蜂蜜，沒想到就在那晚出事。這些日子，經過辛苦的復健，手臂終於會動了。雖然幅度不大，但是他已很滿足。對我們來說，這條手臂功能所剩不多；但對患者而言，這代表一個完整的軀體形象，是曾經身為一個四肢健全的人的最後證明。

蜂蜜很好喝，一大壺久久喝不壞。我喝了兩年多，直到我同事受不了這種過分節省的行為而把它扔掉為止！

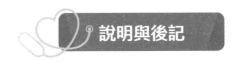

蜂蜜情誼

　　那年，我搶救的患者四十九歲，我二十九歲，是第四年住院醫師。現在變成我四十九歲了，有時候我不禁會想，現在的我若哪天飛來橫禍，會不會有個二十九歲的「某人」，為我拚命呢？

　　當時的急診，還無所謂創傷小組的啟動機制。所謂**「創傷小組」**（trauma team），就是集合了神經外科、一般外科、胸腔外科、心臟外科、骨科、整形外科……等各外科醫師，加強受訓，參與**「高級創傷救命術」**（advanced trauma life support，簡稱 ATLS）課程，考取執照後，另成立一線參加急診值班。

　　當有重大創傷患者送至急診時，外傷總值醫師最先到達現場，快速評估處置傷勢後，召集所需專科醫師迅速到達現場協助處理，以期有效率地搶救生命。當時是 2004 年，醫界還沒有創傷小組的概念，年輕的我們都只是住院醫師，可是，守急診的我們自動團結成一個隊伍。內科醫師幫忙看診處理後面來的內外科患者，因照會而路過的胸腔內科學長幫忙催促放射科和判讀 X 光，連路過的骨科醫師都幫忙判讀和推床。印象當中他並無值班只是晚歸，特別令人感激。當晚的革命情感深深烙在腦海。

　　那晚，還沒聽完病情解釋就跪下去的婦人，是患者的太太。我自台中榮總受訓完畢後，還曾去振興醫院繼續受訓。他們夫妻倆很有心，每年都託人送自家蜂蜜給我，我在振興醫院還有收到蜂蜜。直到我去台北醫學大學附設醫院工作為止，才失去聯絡。現在回想起來，真的非常溫暖。

張力性氣胸

肋膜腔指的是胸壁與肺泡之間的空腔。通常這個空腔體積很小，而且不存在空氣，只有液體，稱為「肋膜液」，用以減輕肺臟在呼吸間脹縮時的摩擦。

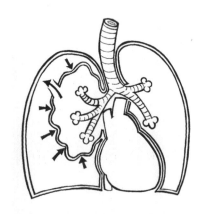

▲ 張力性氣胸：空氣從破裂的肺泡漏進相對封閉的胸腔，形成高壓，壓扁大靜脈、心臟，造成死亡。

氣體因肺泡漏氣積存在肋膜腔，就叫氣胸。在氣胸的各個分類中，最緊急的就是**張力性氣胸**（tension pneumothorax）。因肋骨骨折或尖銳物劃破的肺泡，不斷地漏氣到肋膜腔中，逐漸脹大的體積，不但將當側肺泡壓扁，更進一步壓到心臟，患者將休克而亡。

所以，當張力性氣胸發生時，最重要的步驟就是打開胸壁、放入胸管、解除氣體在胸腔裡不斷升高的壓力。本文的主角即時救回性命的關鍵，就是胸管放置。

茶葉

我在患者家屬面前強自鎮定地說：「沒關係！我來看看。」其實患者那時已經死了。

今天是禮拜天，我值班。忙了一週，整理完病歷，冬季週日的午後，暖暖的陽光，灑進值班室的床上，讓人昏昏欲睡。我吃飽飯躺在床上，正在享受「幸福的『彌留』時光」（比喻住院醫師短暫的休息時間有如「彌留時光」般短暫）。說時遲，那時快，護理站電話就來了：「張大夫，來接新患者！」唉，深深嘆口氣，誰叫我是值班的住院醫師？只好爬起來，想說替患者開個醫囑，安排幾個檢查再回來鑽被窩。我親愛的床鋪，不要忘了我。

打開電腦，想要利用值班室的電腦遠距開個醫囑。可是，咦？這個患者怎麼只有一次看診紀錄？上面有個 ICD 碼帶出來的診斷：「主動脈瓣狹窄」。沒有藥物，沒有病史，什麼都沒有寫，讓我想偷個懶都不成。好，我一定得去床旁好好問診。

到了床邊，只見六、七十歲的老先生和他兒子。在他中年的兒子面前，我顯得稍嫌年輕稚嫩。我先自我介紹：「北杯你好，我是今天值班的住院醫師……」還沒等我講完，老先生急促地喘了幾口大氣，

然後竟然就暈死過去了！他兒子見狀大驚失色，衝上前猛搖患者：「阿爸！阿爸！」轉頭向我大喊：「醫生、醫生！我爸死了！」

我腦筋一片空白，看著患者心想：完了完了！你是誰？你來幹嘛？你怎麼了！？但是我假裝強自鎮定衝上前，說：「不一定，我來看看！」我拿起聽診器貼上他的胸口，居然真的是一片寧靜！老天鵝啊！這下真要慌了！！二話不說，我立刻跳上床壓胸 CPR，然後一面對著他兒子大喊：「去叫護士！」

幸好，雖然是假日，還好是白班，一個護理站護士有三人。我們很快地分工擠著氧氣面罩、加壓胸部、抽藥打上強心針、插上呼吸器……經過一陣手忙腳亂之後，上天保佑，終於患者就這麼手忙腳亂地被救回來了，接著送去加護中心。我依程序通知了主治大夫，也遵醫囑放上**「肺動脈導管」**（Swan Ganz catheter，用來監測左心室的**灌注壓**）。主治醫師交代，明天一早替他開刀，開始做術前準備。既然患者心跳血壓都已恢復，忙活了一陣子的我，陸續又接了幾個新患者之後，終於在大夜躺上床。

可不幸的是，我和我的床鋪緣分太淺，到了半夜兩、三點，我不斷地被加護中心的護理師叫起來。又是那位患者的問題。「張大夫，肺動脈導管量不到，位置不對，請你過來調。」護理師口氣兇狠，好像有著極大的怨念。我睡眼惺忪地走去加護中心，只見患者心臟一陣亂跳，心律不整。儘管我們上著強心針，患者的血壓心跳還是不穩定。在這情況下，還要把肺動脈導管漂肺動脈尖，實屬困難。想必當時加護中心的姑娘們也搞了很久。但是當時的我不懂，只是一味地努力。嘗試幾次失敗後，我抬起頭不自覺地說：「好累喔！」沒想到護士也冷冷地回我：「我也是。」一副不肯放我走的樣子，我累得要死，無

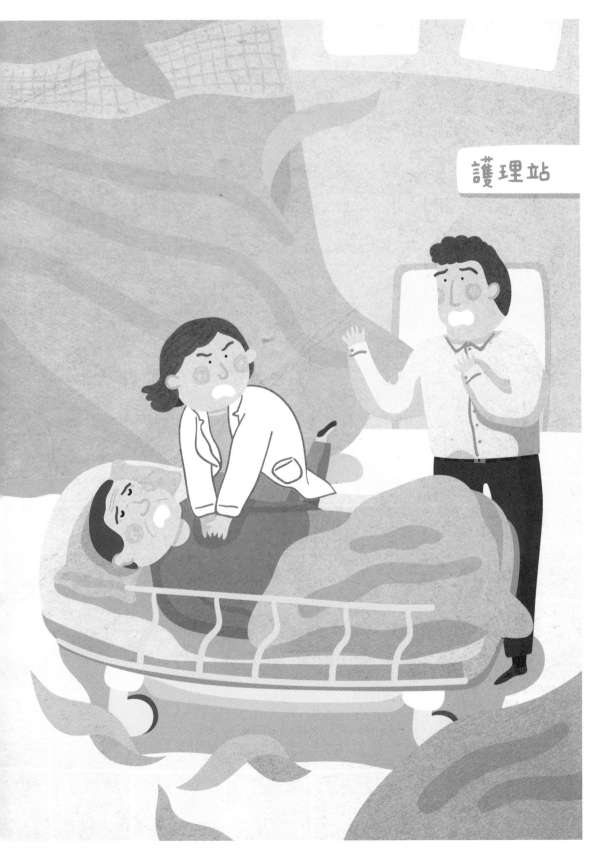
護理站

力和她生氣，而且我也不敢。這個是和我們外科不熟的內科 ICU，她們人多我惹不起，我識相地繼續努力把它漂完，然後拖著疲憊的身子走回值班室。此時天也快亮了。

天亮後，患者進了手術室開心臟去了，我也沒再追蹤他的消息。一、兩個月後，主治大夫帶了盒茶葉給我，說是患者送給我的。咦？我只是個小住院醫師，誰也不認識，是誰這麼惦記我？主治醫師告訴我：「就是那個禮拜天被你 CPR 救回來的患者啊！那個主動脈瓣狹窄的，那個某某某。」

啊，原來是他。後來才知道，原來他們經由外院介紹只帶了一張光碟片就來求診，裡面包含胸部 X 光、心臟超音波……等資訊。主治醫師判斷他需要開刀後，就收下住院準備開刀了。光碟也就收在主治醫師那裡。難怪病歷上沒有足夠的檢查報告結果。我一方面高興，一方面也糊里糊塗地收下茶葉。這是我第一次收到來自患者的謝禮，很開心。

救人有獎品啊？真好！可我自從急救過他之後，就再也沒有照顧過他，想不起他的容貌。直到有一天，我替這位主治醫師代診，有個來陪病的患者兒子主動認出我跟我道謝，才發現在眼前坐下來的這個人的名字，是那位當時昏死過去的他。其實我倆並不熟，人的相貌在有插呼吸器和沒插呼吸器時是相差很大的。

初次見面，請多多指教（原來你長這樣啊？我心想）。患者和我都露出了靦腆的笑容。此時的他，正因吃了不得不服用的抗凝劑卻全身過敏而起紅疹煩惱不已。

人還活著，真好！

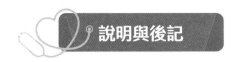 說明與後記

品茶人生

如今，我過了比當年那位主治醫師還大的年紀。現在回頭看，對當年這個案例的處置我有了一些不同的看法。

當患者**「血性動力學」（Hemodynamics，血壓、心跳、心輸出量等生命徵象的相關數據）**在藥物的加持下還難以維持時，甚至應該立刻替患者安排緊急開心手術做瓣膜置換，以解除瓣膜狹窄給心臟帶來的危機。何況患者還猝死過？歷經六個鐘頭的手術，即使是傍晚才開始，頂多半夜十二點前可以開完，大家就能夠好好回去安心睡覺，何必搞得所有人半夜人仰馬翻？另外，在患者住院單上多吩咐一些事項，也好給值班人員一個指引，快速掌握患者的狀況。我自己多年來都是這麼做的。

禮拜天，對我們外科而言，正是一週的開始，一大堆患者辦住院準備開刀。而你的患者也是其中之一，要考慮值班人力的工作量和他對病情的熟悉度，患者才安全。假如你也是個年輕的醫師，就當個經驗告訴年輕的你囉！

年輕時的我，也曾是星巴克、西雅圖……等連鎖咖啡店的忠實信徒。自從收到這罐茶葉後，開啟了我品茗茶葉的生活。尤其是現在身為老公務人員的我，身邊更是隨時伴著個大茶缸。老氣嗎？還真的。

主動脈瓣狹窄

主動脈瓣狹窄不知道大家有沒有聽過？好吧！我們照例來科普一下。

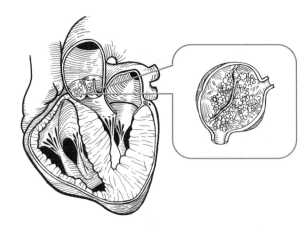

我們的心臟有左心房、左心室、右心房、右心室四個腔室。主動脈瓣是左心室出口所連接的瓣膜，算是左心室和主動脈的一道門，負責在心臟一次一次收縮和舒張間開合，而血液經過這道門後 經由主動脈輸送到全身，如上圖。

當主動脈瓣膜變硬、窄、增厚的時候，左心室於血液打出前會感受無比的阻力，但打出後，經過這個壓力差，血壓卻不夠高，對全身臟器灌流不足，所以連冠狀動脈的灌注壓都不夠。這就是為何患者會出現心絞痛、心衰竭、走路會喘，最後是猝死。

暫時停止心跳

急救是一個 team work（團體合作）。成功的急救需要快速有效地運用人力、操作醫療步驟。有經驗的醫療人員固然重要，但強而有力的領導人快速分配工作亦不可少。住院醫師時期的我雖懵懵懂懂，但也誤打誤撞驚險地完成了任務。

經過漫長的三個月，終於結束在急診的訓練，回到心臟血管外科。還記得去急診受訓之前既興奮又期待，因為對住院醫師而言，在急診支援時可趁空檔安排年休假。已休假歸來，全身充滿幹勁，準備大顯身手。

儘管滿腦子裡充滿度假的回憶，還是得振作精神，趕快熟悉患者，於是我起了個大早來醫院查房。「伯伯，我是這個月照顧你的醫師……」才正開口自我介紹，在我面前的老伯伯突然呼吸急促，沒兩秒就昏了過去。「伯伯！伯伯！」我大叫，一時之間忘了自己受過重症加護的訓練，反應倒像個菜籃族。

慌慌張張地把聽診器貼了上去，胸前卻是一片寧靜！我一個箭步衝到走廊上，顧不得形象大喊大叫地找護士來幫忙。時間不到早上七點，其他醫生還沒出現，兩個大夜班的護士跑來協助我急救，一位擠

氧氣面罩，一位忙抽藥，我則跳上去心臟按摩。

伯伯有嚴重的心律不整，給了一堆藥，心律已稍稍恢復正常，但瞳孔仍放大，心臟按摩、抽藥給藥、忙著擠氧氣面罩，一時人手不夠，也沒辦法插呼吸器，要命的是我們連叫個救命的人力都沒有！猛地一抬頭，看見走廊上驚慌好奇的病友，不容遲疑，我拉開嗓門：「你！去隔壁護理站隨便叫個人來！」聲音粗啞得像個男人。救人如救火，管他路人甲乙，人人有責！這一叫不得了，學長學弟都來了，連正在辦公室吃茶看報的主治醫師，都扔下咬了一半的三明治衝過來。

原來伯伯是個週邊動脈阻塞患者，傷口癒合不良導致嚴重感染，需要截肢保命的地步。但是他不願意接受失去一條腿的命運，一直拒絕手術，才會拖到今天。話說回來，雖然我自己是醫護人員，但我也很怕開刀，哪一天要是也得面對截肢的命運，搞不好我也會七拖八拖。說來也是可憐，伯伯年紀老邁，又是孤家寡人，這種事沒人商量。

在大家七手八腳的幫忙下終於穩定下來，可是意識一時之間並沒有恢復，而伯伯的瞳孔放大得令人憂心，真怕救不回來。我們將他送至加護中心，才各自去忙。

然後就這樣經過了一天忙碌的行程，再回到加護中心已經是晚上七點。累得東倒西歪的我，忽然看見那張熟悉的臉，眼睛睜得大大地盯著人看。這真是一個令人振奮的時刻！沒想到上午奄奄一息的人，現在卻醒過來。老師說：「心臟外科是一個 team work。」此話不假。要想把患者搶救回來，在場的每個人，不分醫師護士，甚至路人，都要盡力。沒有人是偶像，但人人都是英雄。

這時患者插了呼吸器不能開口，他皺著眉比了比胸前，意思是痛

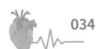

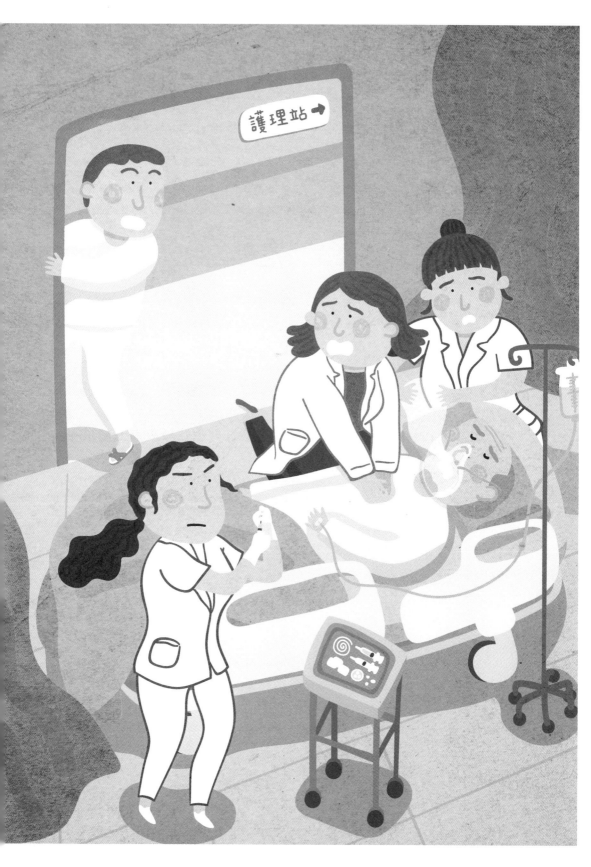

得要命。咦？會動了耶！會痛是當然。上午急救時壓心臟壓得那麼用力，想必肋骨斷了好幾根。

醒了就好、醒了就好！

我在電腦桌前坐下，滿心歡喜地開了一支止痛針。

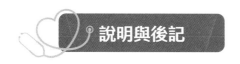

關於親情支持

我覺得**親情支持（family support）**有必要提一下的原因是：隨著行醫年資的增長，在臨床上我觀察到獨居的人做醫療決定的困難。

一個單身、獨居、平日鮮少和親戚兄弟姊妹互動的患者，往往在做重大醫療決定的時候（例如：要不要開刀）會猶豫不決，甚至拒絕。因為開刀沒有百分之百會好或活著出院，有時合併症發生後，需要長期的照顧。此時就需要大量人力、金錢的支持。而且每個人得知自己需要手術時都會害怕，這時身邊有人一起做決定就會很重要。

最明顯的例子是我自己的大姊，成年後混跡社會鮮少回家，在得知自己乳癌需要開刀時，即使有關心的友人在旁，仍顧及外在形象遲遲不肯做決定，以致延誤了治療時機。最後搬來和我同住，才開始穩定治療。我相信當時財力穩定、醫療資源豐富的我，一定給了她很大的信心，頑固的她最終接受手術和後續的化療放療。

從這些經驗上，我開始在這些患者開刀前，除了解釋開刀的重要性，甚至要幫助他們召開家庭會議（很多獨居患者不好意思打擾別人。即使是自己的兄弟姊妹，平時也是很少往來）。但是，人總有最後一哩路，社會福利做不到的，要靠家庭；另外，經濟問題也很重要，可以找社工來諮詢。

後續若一時付不出錢，有哪些社會福利社會資源可用，手續是如何？本院住院費用可分期付款的資訊，也可以告知，以利患者做決定。總之，不讓社會邊緣人因無知而喪失他們就醫的權利。

週邊動脈阻塞

　　「週邊動脈阻塞」是讓心血管外科醫師非常頭疼的疾病。

　　隨著時間推進，血管愈來愈狹窄，導致下肢組織血液供應不良，從最初的疼痛跛行到後來組織壞死，不得不截肢，若不處理，往往不超過十年。就算有接受手術改善症狀，效果也有限，血管的變壞、變差是條不歸路。在引起血管鈣化質變的眾多因子，如糖尿病、高血壓、高血脂、男性（缺乏女性荷爾蒙保護）、年齡、抽菸……等等當中，最與生活習慣有關的是

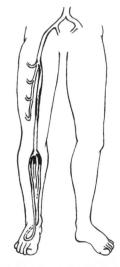

▲週邊動脈阻塞：由於抽菸、糖尿病、高血脂、高血壓、老化等因素，造成血管鈣化狹窄、血液循環不良，是日後截肢的主因之一。

抽菸。鼻子特別靈敏的我，往往聞到老菸槍們手指上飄送的淡淡菸草味而逼問出習慣史。

　　抽菸不是天生就會的本能，它是一個群體學習的模仿行為。過去問診的經驗告訴我，有抽菸史的患者往往從青少年時期，經由同儕行為模仿，養成抽菸的習慣；當兵入伍、入社會工作，也是另一個時機點。往往在那時，他們還不知道幾十年後這個習慣將對他們全身的血管產生嚴重的後果。戒菸可否有效防止血管惡化下去？有。教科書上教我們：經過十年，有戒菸的患者預後還是比不戒菸的患者好。所以，我們要戒菸。

　　我常常勸我身邊的菸友們戒菸，因為我知道，當你要面臨是否截肢而捨去自我完整形象的時候，這個問題就太晚了。

中秋節

起初，看似神智不清毫無反應的患者，有可能根據治療時間的推移，慢慢恢復清醒。

記得是中秋節。下午下班後，科裡面大大小小的醫師相約到主任家裡去烤肉。

我們心臟血管外科的主任是個非常洋派的人，每年中秋節前夕，不是訂餐館訂桌酒席請大夥吃吃喝喝，而是邀大家去眷舍烤肉，順便讓出門在外不能趕回家團聚的住院醫師們有個去處。雖說老人家是一番美意，但是，當總醫師的可哀怨了。只見學長從中午就開始哀聲歎氣，忙了一整天手術，下班他還得先走一步去主任家起爐火、弄烤肉。可是，對於剛到這家醫院服務不到一個月又不用負什麼責任的我來說，這項傳統可是個新奇又好玩的體驗。好期待下班哦！

但在下班以前，我還要去給一位患者換藥。她是六十六歲的女性，本身有糖尿病、高血壓，還有多處週邊動脈硬化的病史。三個多月前開完冠狀動脈繞道手術，胸前傷口感染，進一步惡化到胸骨及下面心包腔，演變成縱膈腔炎。

縱膈腔炎在一般開心手術發生的機率不到百分之一，但數字對醫生有意義，對患者沒意義。很不幸地，她就是感染了。護士小姐都管她叫「班長」（意思是住院很久的患者）。根據紀錄，她已經在加護中心待了一百多天。在這個隔離病房裡，沒有窗戶，看不到外面的陽光，終日開著的日光燈，讓人搞不清楚現在是白天還是晚上。

就在月初，我隨著大家查房第一次見到她。胸前紗布墊一掀，看到的是比巴掌還大的缺口，由於多次清創，胸前早已沒有胸骨，而是直接曝露在外跳動的心臟，奶白色的膿就這麼流下來，彷彿接都接不完。拿著清潔棉棒的實習醫師一臉無奈，傷口一天要消毒四次，每次換藥都不知道怎麼樣消毒才能讓她好得比較快。

這時我記起之前在唸醫學院的時候，看過整型外科老師用過的一種換藥技術。他利用消毒過的海棉裁成適當大小填入傷口，在海棉當中嵌入一根引流管，再用大張塑膠皮把傷口覆蓋成一個密閉空間，當延伸出來的引流管接上負壓系統時，就可以對傷口連續進行抽吸，達到適當引流的效果，這稱為**「密閉式抽吸療法」**（VAC，vacuum assisted closure），如下三圖。

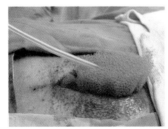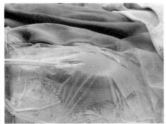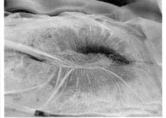

▲ 利用密閉式抽吸療法」（VAC，vacuum assisted closure）讓分泌物多的心包腔炎傷口，達到即時引流的清創效果，促進傷口肉芽組織增生。

這種換藥方式的好處是：膿及血水可以即時移除，不易造成細菌囤積滋生；負壓的海綿相較於紗布的虹吸作用，更能促進局部血液循環，有利傷口癒合。換藥的次數也可從一天四次減為一天一次，減少患者換藥的煎熬；再配合上清創手術，患者最終應該可以進入補皮重建的階段，脫離縱膈腔炎的夢魘。

我當場自告奮勇地提出我的想法，從那天起每天替她換藥。

從一開始，我就發現這位太太似乎不太能溝通。每次去換藥，只見她脾氣暴躁，胡言亂語。躺在床上看似有氣無力，卻還能對護士小姐拳腳相向，最後只得讓護士小姐手腳約束。有一次我問護理師：「她還清楚自己的行為和意識嗎？」護理師告訴我，這位太太有多次中風的紀錄，不知道從哪一次急救過後，就沒有恢復完整的表達能力。

有時我做治療前，向患者例行性自我介紹，旁邊的護士姐妹會苦笑著勸我：「妳講的她不一定聽得懂啦！」可是說也奇怪，患者會在此時哇啦哇啦地叫了起來，不知道喊什麼，彷彿生氣了。我就這麼替她換了好多天藥。雖然沒去認真聽她講什麼，也不曉得她認不認得我是誰，但是看著傷口一天比一天乾淨，心裡好得意。

中秋節的下午，我又照例站在床前，消毒、鋪單、帶手套。可是我發現一件不尋常的事，她的眼角有淚光。「阿姨，妳在哭嗎？」我問。沒想到淚水愈流愈多。接著，更出乎我意料之外，從她嘴裡斷斷續續吐出幾個字：「今・天・是・中秋節，」她辛苦地一個字一個字接著唸：「我・想・要・回・家……」聽到這些話，我和護理師驚訝地四目相望！在這個四面無窗、不見天日的負壓隔離房，既沒收音機又沒電視，她怎麼知道今天是中秋節！？我在想，她從頭到尾都是清楚的，只是冗長而痛苦的療程，長期和家人分離的孤寂，讓她失去

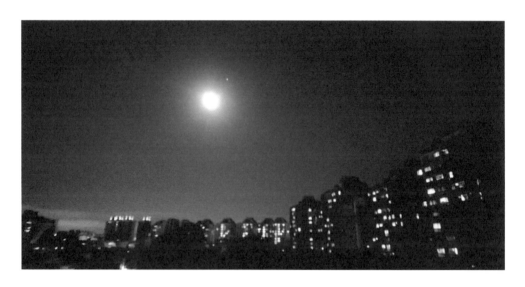

和人溝通的意願；出院遙遙無期的絕望，再加上中風後表達能力遲緩，讓她只能在床上胡亂嘶喊、拳打腳踢。是誰告訴我她意識不清楚的！？真後悔之前來換藥，總是忽略她的存在與感受。

在趕去主任家的途中，腦海裡不斷浮現患者哽咽的那一幕：「我想要回家……」這下可好，搞得我也有點感傷。忍不住把車停在路旁，和家裡撥了個電話。

心包膜炎

在介紹心包膜前,先來介紹心包腔。心包腔指的是心臟所在的小空腔,大約含有 30 C.C. 的潤滑液,沒有空氣。由於心臟跳動時體積會變化,必須存在一個容許心臟脹縮的小空間,這便是心包腔,如圖。

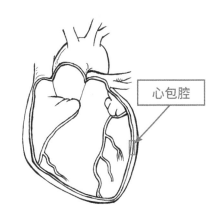

心包腔

▲ 心包腔解剖圖:心包膜一共有臟層和壁層這兩層,兩層之間的小空隙就是心包腔。

而心包膜指的是包覆心臟外壁和所有心包腔表面的一層纖維膜,功能是分泌心包液。心包膜炎就是這層膜發炎。開心手術過後感染併發的心包膜炎,是心臟外科醫師的痛。發生機率不高,1 ～ 2%,但死亡率高,50%,相當於兩個患者當中會死一個。

通常患者會經歷多次清創手術,由於心包腔會蓄膿,大部分感染的胸骨會被清掉,以至於在每次換藥時心臟都會直接暴露在外,毫無遮蔽,既危險又駭人。換藥換到傷口相對乾淨後,往往經過一個多月,我們就會照會整形外科醫師,利用附近胸大肌皮瓣做補皮關傷口的步驟,這才結束患者開放性換藥的苦難,死亡率勉強下降至 15% 以下。

「鄰居」妳好

　　現在回想起來，當年當住院醫師的我，真是太天真又沒經驗，還以為患者家屬對醫生說的話都是真的。對愛情伴侶關係的印象也極其刻板狹隘。我喜歡自己成長的那一刻。

　　急診來一位七十六歲的伯伯，基本資料上寫著：單身、榮民，診斷是即將破裂的腹主動脈瘤。在心臟血管外科，所謂動脈瘤，並不是像乳房瘤或腦瘤，是一個真正的腫塊，而是血管不正常膨大的部分。隨著時間與壓力，就像在水龍頭下充水的氣球，管壁愈來愈薄，愈膨大愈快，最後就會破掉。

　　其實，患者兩個禮拜前就開始腹痛了。當時到門診就診的腹部電腦斷層指出，已經有血滲漏到後腹腔；但也因為是後腹腔，侷限了血塊發展的速度，所以患者今天還活著。伯伯本來堅持不願意開刀，他說他活夠了。（當時的我好奇有人會覺得自己活夠了嗎？現在想想，我猜他只是害怕。）但兩個禮拜下來，腹痛愈來愈劇烈，尤以今天為最，只好被送到急診室。

　　主治醫師當場決定替他動緊急手術。

　　在我詢問病情的時候，床旁站著一位年約五十上下的女性，和一

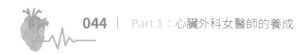

位十七、八歲的少年。這位阿姨又胖又黑，打扮豔俗，藍色花襯衫配上桃紅色的髮帶，髮型活像卡通人物裡的花媽。而旁邊的少年造型也不簡單，高聳的頭髮被染得又黃又紅，像隻小暴龍，還有一個很爆笑的乳名，叫作：「啾啾」。阿姨說她是老伯的鄰居，我深信不疑。不過，這個阿姨看起來焦急又熱心。我請她幫忙簽手術同意書，阿姨顯得很遲疑。我轉向少年請他代簽，只見阿姨連忙揮手解釋：「不不不，他是領養的！」我愣了一下，聽得莫名其妙，心想「什麼跟什麼？是兒子的就來簽。是不是領養的，沒關係！」少年也愣了一下，似乎不知道怎麼回答。但最終兩人還是簽了同意書。

術前準備工作一遍混亂。醫囑一大堆，護士小姐們把患者團團圍住，七手八腳、忙得人仰馬翻。只見這位阿姨想盡辦法鑽進人牆，護士們沒好氣地請她到外面等。匆忙中，她操著台灣國語向我們解釋：「他這個人很容易緊張，我只是想安慰他……」然後轉身用千分之一秒的時間連珠炮地向伯伯說：「親愛的你要加油我跟啾啾會在外面等你……」還沒講完就哽咽了起來。

這句話令人聽了好心酸，也引得我從患者的病歷中抬起頭來。瞬間我立刻明白了，她才不是他的鄰居，她是他的愛人，而這個少年是他們的小孩。對於這一對同林鳥，這是一個生離死別的時刻。愛人們也許不像電影裡看起來男的帥、女的美，但他們的感情是真的，也只有彼此才知道愛有多深。突然，我也好想結婚。我希望在我走的那一天，身邊也有一個珍惜我的人。

手術的過程是另一個緊張的故事。患者剛推進開刀房，血管瘤就破了，血壓忽然低到量不到。不由分說，所有人動作加快，麻醉科拼命輸血，學弟跳上去做心臟按摩，鞠躬如搗蒜；學長火速消毒，優碘

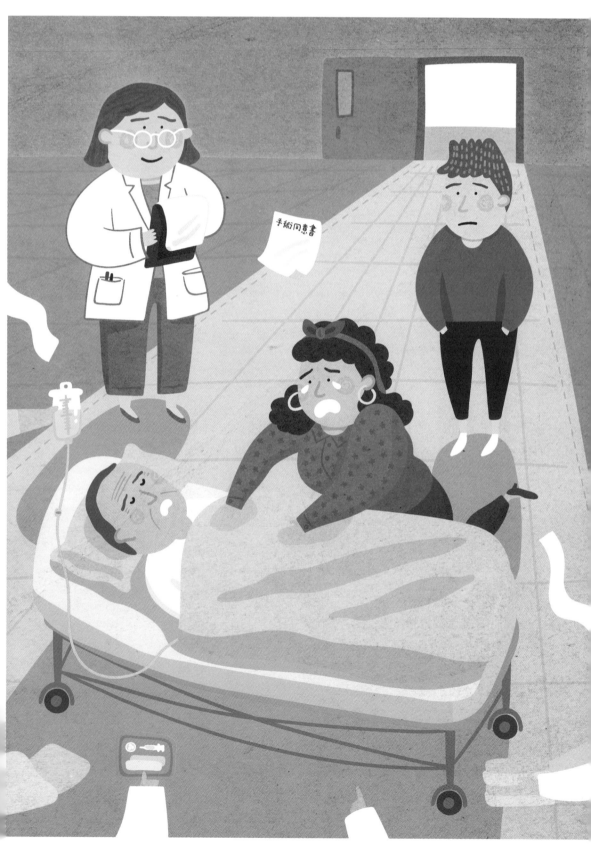

潑在患者身上，像灑醬油；我則衝去刷手、舖單……心臟停了又跳、跳了又停，經過不停地按摩和輸血七千西西，我們總算把血止住，完成手術，然後把患者送到加護中心，提心吊膽地等他醒來。

　　所幸患者活下來了。不但活了，還意識清醒。沒幾天，腎功能恢復，尿也出來了，生命真是美妙！除了「脊髓休克症候群」（spinal shock syndrome）造成兩腿癱瘓，患者究竟是活了下來。我們一直不敢告訴阿姨在刀房裡大家狼狽的樣子。當時大家都不知道伯伯醒來後會不會變成植物人。老實講，活下來不是我們厲害，而是伯伯命大。

　　阿姨倒是很開心，只見她在病房裡忙進忙出，請大家吃東西，和大家打成一片，像隻花蝴蝶。後來大家熟了，她告訴我，她們兩老沒有結婚，但她和伯伯有六個小孩，啾啾是最小的一個。（什麼！？這是一大家子，分明是偽單身哪！）之前眼看他症狀加劇，她一直鼓勵他來開刀。阿姨說，至少要活著看到啾啾結婚。啾啾應該也有一個正常人的名字，我始終沒問，但後來也愈聽愈習慣了。

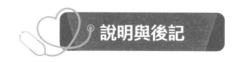

手術同意書誰來簽？

關於這個問題，醫療法第 63 條相關法條如下：

1. 醫療機構實施手術，應向患者或其法定代理人、配偶、親屬或關係人說明手術原因、手術成功率或可能發生之併發症及危險，並經其同意，簽具手術同意書及麻醉同意書，始得為之。但情況緊急者，不在此限。

2. 前項同意書之簽具，患者為未成年人或無法親自簽具者，得由其法定代理人、配偶、親屬或關係人簽具。

翻譯為白話文如下：

成年人手術同意書自己簽。若無法自己簽，可讓法定代理人、配偶、親屬、關係人（例：朋友、同居人、同事）簽。順序如上。

若患者為未成年人，簽立同意書無法律效力，需由法定代理人、配偶、親屬或關係人簽。（未成年人會有配偶嗎？這我就難想像了。）

另外，「情況緊急者，不在此限」的意思是：如果沒人簽，患者無法自己簽，醫師就可以直接進行手術或相關處置。例如：從救護車送來的不知名的創傷患者，意識不清，警察尚未釐清身分聯絡到家人，需緊急手術。

這個時候，我們醫護相關人員會在同意書先蓋上：「依醫療法第 63 條規定，醫師評估此患者為病情危急且情況緊急，連絡不到患者之法定代理人、配偶、親屬或關係人，亦無法取得患者本身之同意，需立即實施手術、侵入性檢查或治療」等字樣的章，然後替患者進行相關處置。

總之，不會讓同意書無人簽署而錯過治療時機。

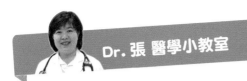

血管瘤

　　一般人印象中的瘤就是一個實質的肉球，有良惡性之分。但是在心血管疾病當中提到的血管「瘤」就是一個膨大的空腔，沒有良惡性之分。

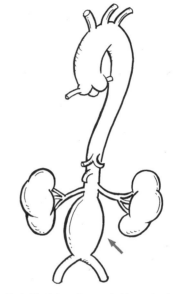

　　眾所週知，血管是裝血的，承受來自心臟打出血液的壓力。血管壁因沒有控制好的高血壓、抽菸，亦或是細菌對血管壁的腐蝕，日漸膨大，大到超過某個程度，如超過 5、6 公分就破了。主動脈破裂幾乎無轉寰餘地，很快就休克死亡。

▲ 腹主動脈瘤示意圖。如箭頭所示部分即是腹主動脈瘤。

　　傳統中，腹主動脈瘤破裂是用傳統開腹及側胸開胸術同時進行的，場面浩大驚險；隨著科技進步醫療發達，血管瘤修補手術變成一段可縮放的不透血支架，像做心導管一樣，在腹股溝製造一個長度不超過 10 公分的傷口，從股動脈送進去，在主動脈瘤的位置撐開，阻隔血管瘤的血以防止破裂。因健保給付，此「覆膜支架」為現代治療主動脈血管瘤的主流，更是患者的一大福音。

幸福的責任

讓自己過得平安幸福，是一種負責任的態度，尤其是對愛你的人而言。

在我當總住院醫師的那一年，手術前解釋病情的工作落到我頭上。

替主治醫師解釋病情是第一助手的責任，也是一種榮譽。開心手術因為過程複雜冗長，要冒的風險不小，解釋病情為求盡善，有時會長達一個鐘頭，同時也會要求相關家屬盡量到齊聽取說明。這位患者是一位四十三歲女性。她因為開放性動脈導管導致的漸發性心衰竭而來住院接受手術。

所謂開放性動脈導管，是指連結肺動脈與主動脈之間的一條血管。這條血管是天生的，每個人都有，在出生前這條血管是開通的，但嬰兒出生後，因為開始有了肺循環，這條血管會自動關閉。不幸，有些人並未自動關閉，於是長期下來便造成慢性肺高壓。為避免進一步引發右心衰竭，這位女士就是在這樣的情況下來到我們醫院的。

到了解釋病情的時候，我很驚訝的發現作陪的只有她的丈夫。我客氣地詢問是否有其他兄弟姐妹願意前來聆聽，她也客氣地拒絕了。嗯，我心想：應該是獨生女吧？。她表示沒有必要，帶著堅毅的眼神，

告訴我個人已做好決定，也給三個小孩寫好遺書。她甚至向我詢問器官捐贈的手續。我頭一次遇到這麼有魄力的患者，不覺暗自被她的勇氣懾服。

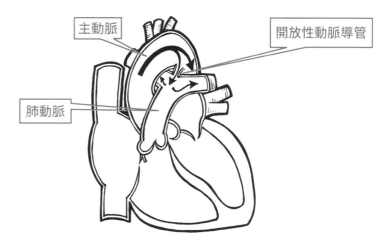

主動脈

開放性動脈導管

肺動脈

▲ 開放性動脈導管示意圖。

　　手術進行地如往常一樣順利。經由左側胸進去，我們如預期找到連結主動脈與肺動脈之間的這條血管，順利將它結紮、縫合傷口（相關示意圖如上）。可是患者送至加護中心後，門外意外地出現一大群家屬！五、六個頭髮花白的歐巴桑，攜家帶眷出現在患者床旁。

　　原來，我們的患者有六個姐姐，她是七姐妹當中的老么。她才不是什麼獨生女。（唉，我又上當了。）你可以從她們之間彼此的距離，知道她們有多親密。不等我開口解釋病情，當中最老的一位女士就開口了，她以顫抖的聲音問我的患者：「小妹啊，為什麼開這麼大的手術不讓我們知道？」她的語氣並沒有責怪，而是充滿驚訝、擔心，與憐惜。

　　我猛地一抬頭竟瞥見她眼中的淚光。站在她們中間，我幾乎可以讀到她們的心聲，她們為不能即時在手術前拜訪她而難過，她們為她獨自一人經歷這重大手術而心疼，她們為事先不知道她是否能活著回來感到擔憂……我的患者此時已清醒，麻藥沒有全退，仍然虛弱。插著呼吸器的她，儘管面無表情，但眼神透露著歉疚、感謝的溫柔。忽

然間，我覺得自己站在這裡是多餘的。她們的愛，將彼此緊緊相繫，我無須急著完成我解釋病情的任務，只需要留給這家人相聚的時間。

我們每個人並不是孤孤單單活在這個世界上。我們都是有父有母、有家人和朋友的，彼此之間的聯繫，切也切割不斷。只有讓自己過得好、過得幸福，才是負責任的態度。幸運地，我們的患者恢復相當順利。幾天後，我鼓勵她下床活動做心肺復健。醫院後面有個小公園，我指引她們下樓。於是在那個清爽的早晨，遠遠便可看到那一小群人，緩緩地陪著她往公園走去。

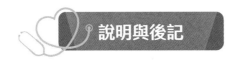

告知的愛

我非常佩服在沒有親友支持贊同下，獨自簽下手術同意書的患者。

可是，告知愛你的人也是一件重要的事喔！開心手術成敗是沒有定數的，當面臨生離死別時，沒有讓醫師將整個醫療過程重新說明一次，會讓關心你的人措手不及，而且容易起醫療糾紛。

事前告知，也是一種愛的表現。

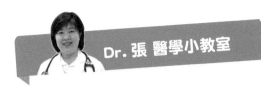

預立醫療決定

「預立醫療決定」就是患者對心肺復甦術、機械式維生系統、血液製品、特定疾病之專門治療、重度感染時的抗生素、鼻胃管……等等維持生命治療、人工營養及流體餵養這些常見醫療選項的成效與風險有知情、選擇的相關權利。

這種決定強調，患者在意識清楚時能夠及早表達自己對於在「五種特定臨床條件」，可終止、撤除或不施行下述醫療處置。符合的五種臨床條件有：

（1）末期患者、（2）不可逆轉之昏迷、（3）永久植物人、（4）極重度失智，或（5）其他疾病痛苦難以承受、無法治癒且無其他合適之醫療解決方法之疾病，如：泡泡龍症、漸凍人……等等。

早在 2004 年，我當住院醫師的時候並沒有患者自主權利法。於是，本身若不想在術後發生重大合併症無法自我作主之際，延長無效醫療、造成家人負擔，就會統一以「放棄急救同意書」來立願。可是由於施行細節及條件規範得並不清楚（老實說我也找不到當年拒絕急救同意書的格式），所以 2019 年就誕生了**「患者自主權利法」**。

若患者要在意識清楚時預立醫療政策，就可邀請親人參加「預立醫療照護諮商」，由醫療團隊解釋，幫助患者了解並做決定，也幫助親屬了解患者本身的意願。

白雪公主

王后坐在下大雪的窗前，她祈禱著：「願我能生下一個漂亮的女兒，皮膚像雪一樣白嫩，小嘴像櫻桃一般紅潤，頭髮像烏木一樣黑……」

開刀房十二室一早就鬧哄哄的。患者是個一歲三個月大的小女孩，一位先天性心房中膈缺損的患者。在這家專開成人心臟手術的教學中心，能看到久久一次的先天性心臟病是一件新鮮事，所以手術房裡早已擠滿了大大小小的醫師，想一睹手術的精采。

所謂的先天性心房中膈缺損，是指左右心房之間的中膈沒有按照該發育的時間閉合完整。一般左心的壓力是大過右心的，心中膈的破洞會導致部分血流由左心向右心跑，漸漸地肺動脈高壓出現，最後導致心臟衰竭。今天沒有輪到我上臺幫忙，擠又擠不進去，我只好在隔壁房間閒晃。

忽然一陣嘈雜，房間裡傳來教授不小的音量，刀檯上似乎出了什麼狀況。原來是心肺循環機的動脈連接管放進去主動脈後，血一直從管旁滲出來。這是個要命的時刻，鮮血雖然能不斷的回收到人體，但滿溢的鮮血模糊了視野，手術根本無法進行！然而小兒心臟是不耐長時間用心肺機心肺循環的，整個手術就差那麼一條大小合適能勒住縫

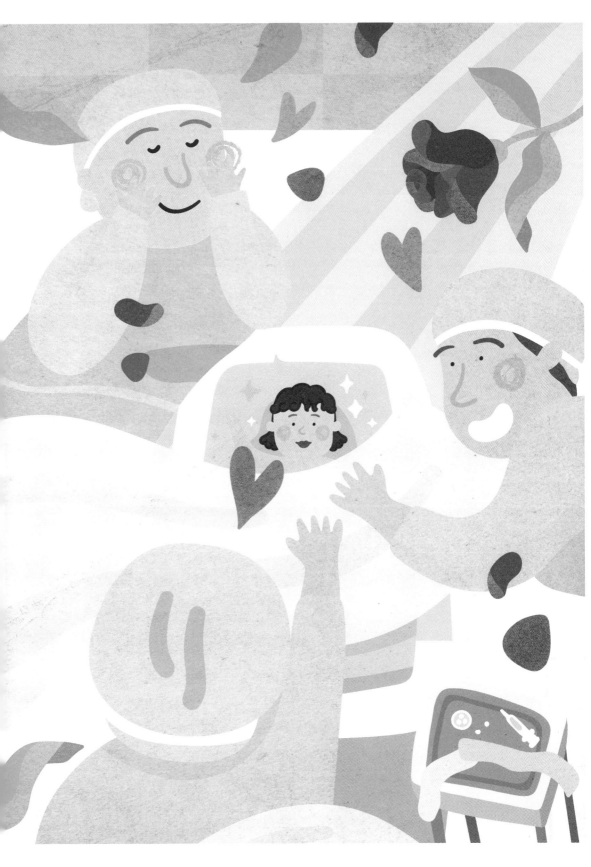

線的小管子。可是，在這節骨眼到哪兒去買這種管子來！？

　　這時我忽然想起在另一間教學中心看過的做法。利用一根小號硬的鼻胃管，剪成適當的長度，管腔雖然小到一般的引導鐵絲伸不進去，卻可用綁線勉強將勒線帶過來，再將鼻胃管充當勒住縫線的小管子綁起來即可。

　　我大膽地向教授獻計。但沒想到一時緊張，結結巴巴的，竟沒人知道我在說什麼！真討厭，分秒必爭，只能衝上刀檯拼裝起來。東西一遞出去，學長皺了皺眉，教授倒是一把搶去用。血終於止了，檯上檯下都鬆了一口氣。

　　手術順利進行完畢，教授當著眾兄弟的面，對我一番讚許。我唯唯諾諾地表示，那是從前護士教的。教授嫣然一笑：「年輕人，不用過分謙虛！」我連忙低頭稱是。心想那真的是一某個護士姊姊發明的，還替那家醫院省了不少一根將近千元的耗材。教授嘆了口氣，接著說：「手術是不難，孩子萬一死了可惜。這孩子長得很漂亮，她父母倒是普普通通。」

　　麻醉結束，單子一掀，露出女嬰的臉。教授沒說錯。這孩子有著濃眉大眼，長長的睫毛，白皙的皮膚，和紅嫩的嘴唇，捲曲閃亮的黑髮覆蓋在飽滿的額頭上，引得開刀房裡姊妹們一陣疼惜的驚呼。

　　噢！如果世界上真的有白雪公主，那她小時候一定是長這個樣子。這時我們的小公主睜開了眼，彷彿在抗議剛才經歷的危險，張著鮮嫩的小嘴，用力而無聲地哭了起來。

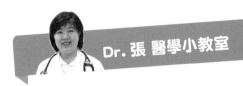

心房中膈缺損

　　心臟有四個腔室：左心房、左心室、右心房、右心室。右心負責蒐集身體回來的缺氧血，送到肺臟去做氧氣交換；左心負責蒐集肺臟回來的充氧血，然後送到全身去供應氧氣。左右心臟可謂是同一個幫浦，但血液並不直接交通，左右心由心房中膈心室中膈隔開。

　　心房中膈缺損則是一種天生異常。由於左心壓力大過右心，過多的血流會經由缺損灌注到右心，流向肺部的血流亦不正常增加，血壓升高，最終造成不可逆的肺高壓，心臟隨之衰竭。這就是為什麼心房中膈缺損需要手術修補的原因。

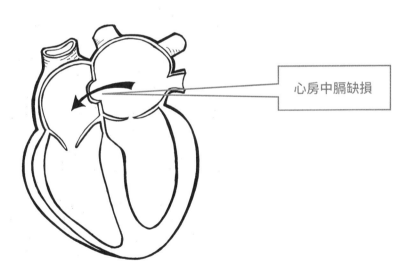

心房中膈缺損

▲ 心房中膈缺損示意圖。

珍珠奶茶

　　有的孩子就是天生帶著令人羨慕的樂觀、聰明,和幽默,即使生病了,還是活得比我們開心。

天妒英才

　　我第一次見到小豪的時候,他是個活蹦亂跳的少年。

　　十六歲,六十公斤,一百六十公分高,身形不枯瘦,嘴唇不紫黑,調皮活潑,充滿笑容,聽說在校成績優異。他帶著功課來住院,正準備參加高中學測。嗯,乖孩子!

　　只是有個小問題。他常受心律不整的影響,心跳常常快得受不了,而且最近愈來愈頻繁。仔細研究小豪的病歷,才知道他有著複雜難以修補的先天性心臟病。正常人心臟內有四個腔室,左右心分開,右心負責蒐集回心的缺氧血,往肺部輸送;左心負責蒐集從肺部回來的充氧血,往全身去。

　　小豪的心臟只有一個大腔室,蒐集著全身的缺氧血,然後,在下一個收縮毫不分批的往肺臟和全身流去。這顆心臟遲早是會壞掉的,

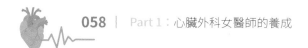

因為他身上永遠流著半缺氧的血，好比污水系統混合著清水系統，總有一天會無法支持身體的成長。他的心律不整就是心臟衰竭開始的表徵，而每一次心律不整發作，他的身體就像遭遇大風暴，須藥物加持才能平息。

偏偏小豪的內臟與正常人左右顛倒，即使獲得一顆正常人的心臟，要移植技術上仍是困難重重。此次住院雖只是評估檢查，為將來換心手術做準備。但就算現在有一顆現成的心臟，誰也不知種上去會不會成功，未來充滿未知數。

但衰竭的這一天還是來了。

就在他以接近六百分滿級分的高分考上建中沒多久的某一天，他又因為強烈的心律不整被送進急診室，幾巡藥物進去才緩和了下來。表面上小豪恢復了以往說說笑笑，但沒過兩個鐘頭，疲憊的心臟又讓他陷入昏迷。當心臟外科醫師趕到時，血壓已不到七十，大家趕緊替他放上葉克膜維生系統。

我常對患者說，心臟好比一台車的引擎，在引擎沒修好前，就算換了新的輪胎跟雨刷等配件，車子照樣跑不動。裝上暫時維生系統的小豪像是有了一個暫時的引擎，又活生生地醒來，雖然插著呼吸管不能開口說話，卻能藉著筆談逗得我們哈哈大笑。例如，營養師問他：「等你好了、拔管了，阿姨請你吃東西。你要吃布丁？還是要喝奶茶？」（對營養師而言，這可是飲食項目的大開恩）只見小豪在白板上歪歪斜斜地寫下：「珍珠奶茶。」惹得大家哄堂大笑。這真是個聰明又幽默的孩子。

晨會時，我們研討小豪的案例，並研讀異位換心的期刊文章。之

前教授動過一、兩例異位換心的手術，順利成功。我們興致勃勃，充滿期待，大家都希望近期內能有心臟捐贈者，以恭逢其盛這難得的手術。可惜連這樣的日子都維持不了太久，葉克膜維生系統畢竟是暫時的，因血塊累積，管路沒隔幾天就得更換。有時在清晨，有時在半夜，搞得加護中心人仰馬翻。而那顆人人期盼的心臟，卻遲遲未能等到。

　　小豪的父親一次又一次因為病危通知被我們叫來，從之前的充滿換心移植的期待，到後來臉上寫滿疲憊和痛苦。在換了四、五套葉克膜之後，終於，連大學長也受不了。他主動和教授提出放棄急救的想法，不再更換葉克膜。那天清晨四點，小豪的葉克膜又快轉不動了，家屬也被說服不再急救。不知情的我早上八點多來到加護中心床前，看到小豪無力地張口呼吸代償著，像一條被丟在岸上的魚；他父親一臉倦容和悲戚，於是我突發其想，斗膽向教授獻計，既然等不到換心，那我們試著脫離葉克膜如何？

　　小豪當初還不到換心的程度，只因陣發性心律不整，吃了一顆抗心律不整的藥導致休克，因而裝上葉克膜；而小豪要脫離葉克膜的難處在於之前為代償先天性心臟病造成的缺氧，使體內的紅血球容積高達 58％；而一般葉克膜在運轉期間，為了維持血栓不生成，血球容積必須維持在 26％。想要脫離葉克膜，必須短時間內將血紅素濃度拉高、加強脫水，還要慎防機器卡住。

　　我對教授說，既然要放棄了，我們何不進開刀房脫離看看呢？教授答應之後，我們隨即將小豪送往開刀房。從血庫領來一袋又一袋的紅血球，緩緩輸入他的身體。為能更進一步濃縮血液，大家幫忙架設好洗腎機，開始脫水。一切的血行動力學變化是那麼微妙，我們緊盯著螢幕不放。此時，院外不知何人得知血庫血荒的消息，引來建中一

大堆高中生熱情挽起袖子捐血。樓上專科護理師也一起下去血庫幫忙抽血，一共捐了一萬多西西。年輕孩子們的大方與熱情，真是不能小覷。

只可惜努力了一整天，血球容積最高也只能拉到 52%。要知道一般人的血球容積是 40 ～ 52%，裝上葉克膜血液要被稀釋至 26%，小豪之前未裝葉克膜未被稀釋的血球容積高達 52%，但現在仍脫離不了葉克膜的支持，表示心臟應該是真的衰竭了。做到這裡，大家也只能忍痛放棄，把小豪連同葉克膜，一同送回加護中心。我們又回到原點。

看來，他缺的就是一顆心臟。

小豪的父母和妹妹趕到床邊，他們沒有因為無法脫離葉克膜感到失望，反而因為能再見到孩子而欣喜。麻藥退了，孩子迷迷糊糊地醒來，當會客時間結束，小豪的媽媽說：「豪豪，我們明天再來看你！」小豪張著含著呼吸管的嘴，無聲地哭了起來，嘴型喊著「媽媽」。讓一旁的我看得也好揪心。經過那麼多次急救，他還那麼清清楚楚地活著。好強的生命力，好苦的一家人！

就在隔天，傳來有捐贈者的好消息！這是教授第三次有機會做異位換心手術，可小豪裝上葉克膜維生已久，臟器條件不佳，看得出來他有點猶豫。友院打電話來問我們要不要心臟，教授猶豫再三。他說，自己已經很久沒做這種手術了，當年手術方式的文獻一時找不到。我可急了，我們一個月來都在研讀異位換心的資料，等不及電梯開門，我一口氣帶著文獻從一樓爬十一層樓到教授的辦公室遞給他，敲著邊鼓要他把那顆心臟答應下來。告訴教授能有第三次做異位換心手術，實屬難能可貴，這可不是普通外科醫師如我有的機會。

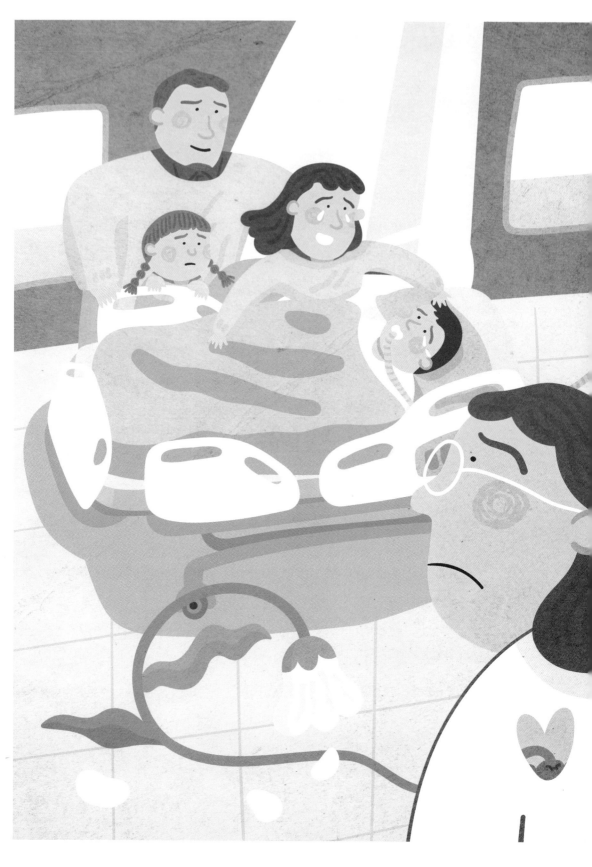

事實上是：小豪像我們的弟弟，我不甘心，我還不想跟他說再見。

　　終於，幾番折騰，心臟換好了。心臟外科全體上下都非常開心！手術完成，小豪的新心臟跳得很好，沒有葉克膜只有呼吸器的床邊清爽好多！腎功能恢復，尿也出來了，洗腎機也撤除，只剩好好調養肺部脫離呼吸器即可。小豪又恢復了含著呼吸器跟我們開玩笑的本性，教授春風得意，我更贏得了寫這篇醫學文獻投稿的殊榮。

　　就在一切看似美好的時候，某天，小豪的癲癇大發作，急得我們趕快推著他去做了個頭部電腦斷層。結果是腦部大出血。原來久病的他因長期使用高級抗生素和免疫抑制劑，早已免疫力低下造成黴菌感染，黴菌性血栓流經腦部，引發血管破裂。雖經過緊急開顱術，小豪卻再也沒有醒來。我們的弟弟就這樣睡著了。一天，我因祖母過世趕回南部。就在我幫忙處理喪事的那幾天，小豪離開了。

　　造化弄人，幾經波折和風雨，原本以為雨過天青，卻是生死兩隔。小豪還是走了！然而，在我心裡，小豪就像一朵花，新鮮、迷人，綻放、凋謝，如流星般光燦卻迅速地結束他短暫的一生。可是他留下的不只是一篇醫學文獻，而是一個個調皮可愛的畫面與永恆地回憶。

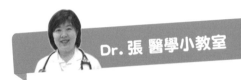

單一心室（青蛙心）

　　人的心臟左、右心房分別蒐集體循環和肺循環回來的血液，也就是缺氧血和充氧血，而左右心室是把血液打出去的幫浦。左右心的血流在心臟是不會參雜在一起的。左心的血只有在經過體循環的耗氧後，才會蒐集回右心。而右心的血必須經過肺循環（氧氣交換，充滿氧氣後）才會回到左心，彷彿汙水系統必須經過處理，才能回到清水系統再循環利用。

　　在動物界，魚類心臟是一房一室，青蛙等兩棲類和爬蟲類是兩房一室，人類等哺乳類是兩房兩室。

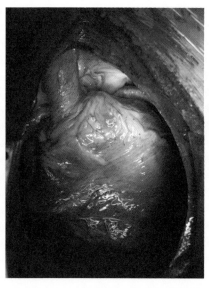

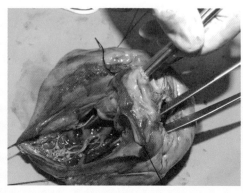

▲◀ 此兩張為患者卸下後的心臟實際器官照。圖中可見兩支鑷子由不同的半月瓣開口伸進同一個心室，足證明為典型的單一心室表徵。

小豪主要的先天性疾病診斷是**單一心室**（single veintricle），俗稱「青蛙心」。它是由一邊心室（通常是右心室）發育不全來的，並合併其他先天性心臟缺陷如**法洛氏四合症（Tetrallogy of Fallot：主動脈和肺動脈轉位，心室中膈缺損，肺動脈狹窄和右心室壁增厚），單一房室瓣**（single AV valve）和內臟轉位。

　　單一腔室讓充氧血和缺氧血不分，而內臟轉位造成的手術難度是普通人大血管開口位置和此種患者的開口位置有距離，需要額外耗材作連接，還要小心避免扭轉或壓迫造成血流阻塞，前功盡棄。

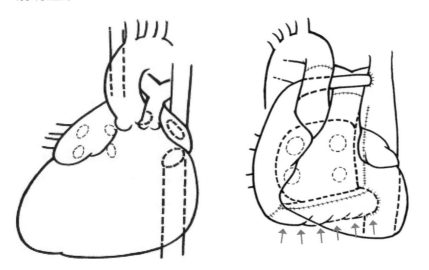

▲ 內臟轉位患者接受心臟移植之手術紀錄圖。左圖為單一心室原生心臟解剖圖；右圖為移植完成圖。箭頭顯示新心臟之下腔靜脈與原生下腔靜脈之間的距離由受贈者心房壁做成的甬道連結。

母女

有時候，「愛」在東方人的文化裡是說不出口的。但是即時相愛的道理，我們還是要懂。

「醫師，可不可以請妳打電話給我媽，告訴她可不可以打疫苗？這裡是她的電話⋯⋯」手機裡傳來這樣的訊息。

傳訊息的是我患者的女兒，患者是個六十幾歲的水果商，開完主動脈剝離，目前在門診追蹤，每次她們母女都會一起回診。而且都會帶好好吃的水果來。

盡力打了兩通，兩次都不通，我轉而打給女兒：「我打不通欸！要不，妳直接跟妳媽說？」

「不不不，妳打給她啦！她問題很多的。啊我人在外面不方便⋯⋯」雖然聽起來不是很合邏輯，不過，我還是挺樂意幫忙的，即所謂「鳥為財死，人為食亡。」咦？我背錯了嗎？哈哈。於是，隔了一會兒，我又努力了一次，可惜還是不通。

由於急著把任務完成，我打給女兒，向她報告實在沒人接，問：「妳晚點自己跟她講不行嗎？」心裡有點不耐煩了我。

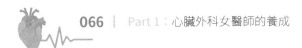

「沒有啦，真的不好意思，」女兒先這樣說，同時又續道：「最近，我媽跟我大小聲，我不想跟她講話。」

哦～～原來，吵架了啊？好吧！轉頭打給做母親的，沒想到這次居然接通了。

回答完患者關於疫苗的問題後，隨口問：「妳們吵架啦？」

電話那頭傳來尷尬的笑聲：「沒有啦，最近疫情，她生意不好，大概心情不好啦，她就和我大小聲。」

哎呀，真的有不愉快。

「張醫師，妳想想看，我一個做媽的，需要去跟她道歉嗎？」

這個嘛，通常這個問題，我是不該介入的，不過，看在她倆母女情深，我就雞婆一下。我說：「小事，就快讓它過去吧！」

我告訴她，在她開完主動脈剝離手術的第一天，胸管的血水流個不停，眼看血無法止，我決定再進一次手術室做修補。這不像第一次手術那麼危險，但是進去前，我得照例向做女兒的作術前解釋，表示我需要六支自費組織凝膠，好縫完幫助止血。女兒乾脆地答應了，但是她似乎非常擔心，臨走前叫住我，很誠懇地說：

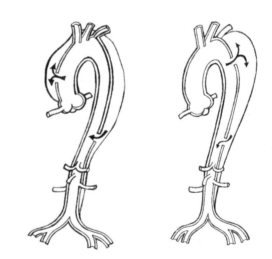

▲ 左圖為 A 型主動脈剝離，分層涵蓋升主動脈；右圖為 B 型主動脈剝離，分層只涵蓋降主動脈。

「張醫師，請妳救救我媽媽。」

我看著她樸素的衣著，徹夜沒睡的臉，她是在市場賣雞蛋糕的，我心中盤算著，組織膠一支兩萬塊，六支共十二萬，不是小數目。雖然開刀不能打包票，但我在心裡暗自答應，一定會把她母親平安帶回來。我很節省地只用了兩支組織凝膠，真的拼了命止血。我把我當時的感動，告訴做媽的：「她真的很愛妳喔！記得快點和好。」

患者聽完笑了：「我知道啦，謝謝妳，張醫師。」

有時候，「愛」在東方人的文化裡，是說不出口的。但是，生命很短暫，好日子沒你想的那麼多，人說走就走。不愉快的事，就別讓它停留在彼此心上太久吧！如此難得來地球一趟，才能不虛此行。

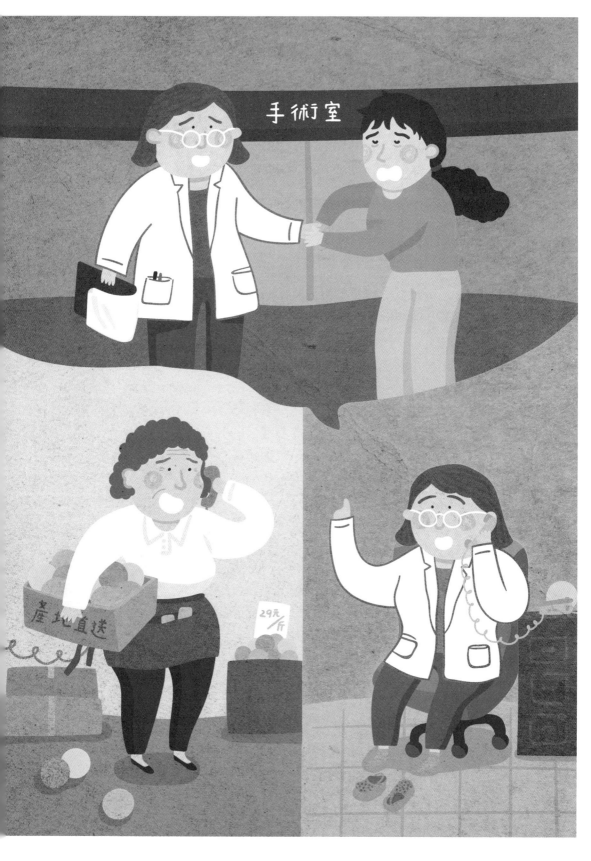

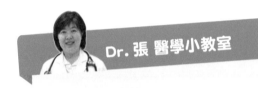

主動脈剝離

自從藝人黃鴻升因主動脈剝離過世，許多民眾才第一次聽聞這個致命的疾病。主動脈剝離好發於冬天，因高血壓控制不良，原本三層貼合的主動脈壁，因血壓過高而衝破、分層，造成血管管腔塌陷，引發分支缺血，患者會因灌注不良而導致中風或心臟麻痺，因此非開刀不可。

隨著醫療進步，發生於降主動脈的剝離（B型主動脈剝離），可經由侵犯性較小的主動脈支架貼合修補，但發生於升主動脈的主動脈剝離，仍免不了開胸處理，更換破裂的升主動脈（A型主動脈剝離）。此為目前心臟外科最容易出血的手術，患者也有可能因為術後大量失血而殞命。

所以，大家平常要多注意自己的血壓，不要抽菸，避免熬夜，進入冬天時，更要注意保暖，以免造成血壓上升

公主的煩惱

生兒育女的目的是什麼？對做父母的而言，除了享受子女的情感回饋，栽培下一代，剩下的就是責任、花錢和辛苦。他養你小，你養他老，這不是最基本的人倫嗎？

巨嬰子女

專科護理師說，加護中心的患者的女兒急著找我解釋病情。要請教入住呼吸治療中心要需要每個月自費九千塊是怎麼回事兒？

這個患者是一個七十多歲的老先生，三個星期前，因為動脈瘤破裂，經歷了一場腥風血雨的大手術，好不容易才活了下來，現在恢復得還不錯，只是肚子脹氣，需要一點時間訓練呼吸、拔呼吸器。

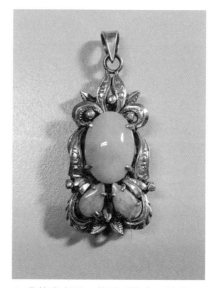

▲ 我的患者是一位優秀的寶石鑲嵌工。此為他的作品。

老先生獨居，太太先過世了，他有三個兒女，一大群孫子，最大的孫子也超過二十歲了。

看著他大女兒愁眉苦臉，我問：「什麼事啊？」

她說：「我爸要轉到呼吸治療中心，那他會不會好啊？呼吸器拔得掉嗎？」

我安慰她說：「會啊！他會好啊，只是需要時間慢慢來，成功的人很多啊！」

「而且，當初那麼大的手術他都熬過了，現在也恢復得很穩定，活力不錯，脫離呼吸器只是時間早晚的問題。」我怕家屬對恢復失去信心，繼續鼓勵。

「不是的，」大女兒繼續不安地問：「我們怕他一輩子就這樣拖下去，我們都已經各自成家了。」

咦！？

「所以？」我問：「妳們希望他如何？」

「我是說……他會恢復到什麼程度？我們都有家庭，沒辦法照顧，如果會到呼吸治療中心，會不會很花錢？」

「不會啊！」我說：「延長脫離呼吸器，在健保局可以申請重大傷病，補助很多，這妳可以放心。而且專科護理師已經幫妳們申請了不是嗎？」為了讓她別因醫療費而放棄治療，我告訴她我自己的爸爸也是如此照顧的。

「就算轉到呼吸照顧病房，健保床一個月開銷約 27500 元，這也只是人力照顧費，根本沒有什麼醫藥開銷，我爸住過。」

「再說，他又很有機會完全脫離呼吸器出院回家，頂多家裡請人

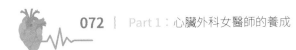

看顧。」

回想術前在急診解釋病情，一大群衣著不差的家屬，我還是看不懂她為何愁容滿面。

「所以妳希望他恢復到什麼程度？」我單刀直入地問。

她說：「我希望，他能夠恢復完全自理，然後自己回去住。」

習慣性甩鍋

看這位「大」小姐，我有點弄明白了，「所以，如果他不能完全自理，妳是希望我現在把他幹掉嗎？」

對照起術前，她問我：「醫生，這一台手術這麼大，我們是不是有可能是最後一次見我爸！？」然後全家哭得呼天搶地的樣子，我幾乎要笑出來。

我問：「妳今年幾歲？」

「四十五歲了。」

四十五歲？嗯，比我小，但這年紀繼續當公主是太老了。雖然覺得教育她不干我的事，我還是忍不住告訴她：

「我們人都會老，會有靠別人的時候。妳不會期待妳爸自己一個人自理到一百歲吧？」說罷，我轉身離開要去忙別的。

「醫師、醫師，」她追了上來：「那如果我爸爸是重大傷病，這個九千塊要不要付？」

我看著「呼吸治療中心入住須知」上面列的自費支付項目寫著：衛生紙、看護墊、尿布、沐浴乳……每月九千元（每日三百一十元），這是考量家屬不用因為長期要時不時添購日用品而給的方便，統一由院方採購家屬均攤，這是必要的開銷，若我當家屬的話，就不會拒絕。我想了一下，告訴她：「那妳們就自己帶來好了。」

怪哉！我親愛的患者，這個世界上最希望你活下來的，為何是我這個素昧平生的小醫師啊！！

說明與後記

訓練子女要有肩膀

公主病及小皇帝綜合症這個現象，和少子化脫不了關係。

快速的經濟成長和獨生子女的現象普及，使得中上層社會對子女大量投資栽培。在物質的豐盛支持下，子女早已習慣來自家庭財力、物力、人力的幫助，根本不會自己解決問題，自然也就不認為自己有應該付出的時候。小時候舉例孝順父母的作文裡，少不了「烏鴉反哺」和「羔羊跪乳」這兩個成語。但這兩種動物的行為對我缺乏說服力。烏鴉是高山上的動物，我觀察不到牠們的生活習性；羔羊跪乳則是高度差的問題。

我只知道孝順是要學習的，它不是本能。老實說，當我開始負責家裡開銷，打點家人就醫日常的時候，起初我是不習慣的。因為突然間我意識到，我賺得這麼多薪水裡，不是完全屬於我個人花用。我必

須小心分配，部分拿去彌補家裡的財務缺口，並且主動分出時間承擔家人照顧的責任。

在我看來，早早發現問題解決問題，總比一通電話突然由外人打來，中斷我的手術，又讓我魂不守舍地勉強開完刀，然後飛奔回家處理來得好。如果這些事情都是需要靠我來解決的，那我寧願選擇早知道、早了解、早承擔。這樣至少我可以好好安排我的行程，按步就班解決。逃避解決不了問題。

行醫這些年，我也看見不少中年子女剛開始照顧失能父母時的不適應。他們一方面驚訝長期照顧需要這麼多心力財力（我們國家對中老年人的社會福利還在起步階段），一方面要調適改變自己生活的舒適度，他們難以接受的情緒和不熟練的手腳我都看在眼裡。

我曾經看過一對夫婦，做太太的生病開刀，丈夫守在床邊照顧，他們唯一一位三十歲的獨子，連替媽媽從家裡帶幾套柔軟的睡衣褲都辦不到。他不知道放在哪裡、長什麼樣子。於此同時，我也常常鼓勵老年患者就診時，要邀子女一同前往，尤其是考慮要不要手術時一定要孩子參與。不要老是說，小孩子很忙、要上班。聽到這一類回答，我的回答通常是：「上班不是什麼天大的事啊！你孩子又不是總統。」

讓孩子們知道你的失能，參與你的健康決策，將來有一天，他們才派得上用場。大家不是不孝，只是不懂。就像我說的，孝道不是本能，是需要學習的，還是找機會讓子女表現一下吧！

Dr. 張 醫學小教室

沙門氏桿菌細菌性血管瘤

　　關於血管瘤，我要花點篇幅講這個特別的感染族群：沙門氏桿菌引起的細菌血管瘤。相對於一般的血管瘤是由於不健康的管壁（例：鈣化、破損）承受過高的血壓而變薄變膨大，細菌性血管瘤只要大於五、六公分都有可能隨時破裂。

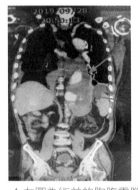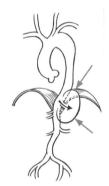

▲ 左圖為術前的胸腹電腦斷層，箭頭所示即為已破裂之胸主動脈瘤，形成假性動脈瘤，面臨再度破裂，岌岌可危。右圖則為胸主動脈瘤簡易構造示意圖。

　　細菌性血管瘤中，又以沙門氏桿菌感染最特別。沙門氏菌引起的食物中毒事件層出不窮，好侵犯免疫力弱的老人和小孩。除了可以引起腸炎、傷寒，引發嘔吐腹瀉，嚴重者還可以引起細菌性血管瘤。即使已經接受手術治療，仍有高達 20% 的死亡率（五人當中會有一人死去）。沙門氏菌分成 2100 多種，其中數種活動力強，是不好應付的菌種。分佈極廣，特別是在家禽家畜身上，豬、雞、牛奶都有。尤其，雞蛋感染率高達 100%。沙門氏菌還可以經由蒼蠅卵帶菌，蒼蠅本身甚至可以終身帶菌。沙門氏菌對熱的抵抗力強，加熱至 70°C，需時 5 分鐘才會死；加熱至 60°C，也要烹調 15 到 30 分鐘才滅菌。總之，烹煮食物要夠熱夠長。

　　本文當中的患者其病史追究起來，就是愛吃市場販售的生魚片。很多人相信，食物生食才能保留新鮮的美味，於是，有生雞蛋黃配沙茶醬當火鍋調味料、半熟蛋……等等的吃法。可是身處亞熱帶國家的我們，氣溫高細菌繁殖迅速，實在不宜為了口感而犧牲健康啊！所以，大家平時還是要多多注意飲食衛生，才能延年益壽。

學測人生

　　我們從小被教育，好好讀書考試，才能出人頭地，在未來才能保證衣食無憂。可是當讀書考試不是我們的強項，我們該如何自處呢？一條路走不通，我們可以選擇轉個彎再繼續嗎？一直和別人競爭比較，我們真的能進步嗎？還有，我們快樂嗎？

　　接到通知，同事的小孩要放置長期洗腎管。

　　上次進入開刀房的原因，是因為放暫時洗腎管的時候，原本要放在股靜脈的洗腎管，誤放入股動脈！那次的緊急修補手術是同事幫忙執行的。傷口還沒好，緊接著剛放入的長期洗腎管又發生功能不良；改換腹膜透析，結果腹膜破裂不能洗。心臟血管外科全部同仁都來服務了一遍，還沒搞定。唉，我真替這個小孩感到痛啊！

　　重點是，二十一歲的年輕孩子為何

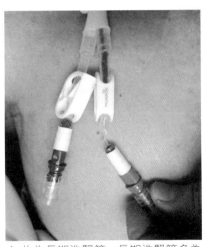

▲ 此為長期洗腎管。長期洗腎管多為 PVC 材質，較暫時洗腎管抗菌、耐彎曲、不易折斷。長期洗腎通常由右頸靜脈置入右心房，另打通皮下甬道，由鎖骨下前胸壁穿出，易於被衣物遮蔽。通常不宜放超過六個月，以免中央靜脈狹窄產生。

會搞到洗腎？不管了，我先看看我的小客人。我習慣在開刀前看看我的客戶，不管多急的手術，醫生跟患者都要先做朋友。由於疫情，大家都戴著口罩，瘦弱的他，被汗濡濕的捲髮，眼神顯得疲憊又無力。

「還好嗎？」我說。「等一下開刀不要怕哦！我會輕輕地。」

年輕人點點頭。

學測與聯考就是壓力

「你在上大學吧？你讀什麼科系？」我試著打開話題，轉移他的焦慮不安。沒想到做母親的代替他回答：「他喔，兩年前考大學那時候，得了紅斑性狼瘡，屢屢發作，我們就休學了……」考大學時發生自體免疫疾病！？啊，我的腦中像是被人敲了一計警鐘。這和當年家兄發生的狀況多麼相似啊！

我哥比我大三歲，當年沒有補習，憑著自己的實力考上高中第一志願台南一中，算得上是個聰穎的孩子。父親是大學教授，也是憑一己之力考上大學完成學業，對此他很是得意。可是，在現代畸形的升學競爭下，父親繼續提倡不補習的政策，讓哥哥高中學業難以應付。大學聯考的失利，和孤獨的重考生活，讓哥哥得了潰瘍性大腸炎。

這是一個自體免疫疾病，抗體會去攻擊自己的大腸黏膜，讓患者不停地腹瀉、解血便，需要頻繁住院，服用大量的類固醇。當時國內對這個疾病瞭解甚少，我們也不明白為何哥哥會生病，只能按醫囑不停地住院治療。身心的壓力和對疾病的不瞭解，讓家人偶爾大吵，父親怪罪哥哥：「就是你開始不喝牛奶造成的！」其實做父親是心疼兒

子的，可是長照讓全家人都喘不過氣來，經濟和心理的壓力，誰來替我們排解？

　　那時，我哥別說考到學校要去就讀了，連重考時要坐在教室裡都有困難。印象中，有次大學聯考沒有考完，更有一次是報名完成卻病到無力參加。某次，當聯考放榜成績通知單寄來，我陪躺在病榻上的哥哥拆閱，沒想到哥哥苦笑地對我說：「唉，妳能想像一張零分的成績單嗎？」年輕的我滿是驚訝，你不是早知道自己沒去考嗎？而且，在校成績不佳，我以為他早習慣了，不會在意。原來他在意啊！

沒考上，什麼都不是！？

　　現在回想起來，是的，當然會在意。你的父母在意考試，你就會在意。即使他們嘴上不說，隨著考試的日子愈來愈近，家中刻意製造出安靜的讀書環境，餐桌上頻繁出現的魚湯，孩子們怎麼會感受不到父母的期待呢！？

　　大家不要小看大學聯考給小孩帶來的壓力，那是會讓身心失衡的。我們家二姊也是不補習就考上第一志願的高材生，但是，高中沒有補習課業平平的她，也在大學聯考連連失利。她努力重考了三年，在這孤獨重考的日子，過度關心的親戚還對姊說：「不要再考了，太晚考上，妳的同班同學會叫妳大姊呢！」好像那是一件丟臉的事。奇怪？十八、十九歲算是孩子，二十一歲的也沒大多少啊！怎會給孩子這種壓力呢？

　　如果這世上有小叮噹（哆啦A夢）的時光機，五十歲的我一定奔回那天，告訴我姊姊：「姊姊妳慢慢來，人生很長，二十一歲的我們

還是小孩，車子壞了不知道請誰修理，不曉得去哪裡租房子，出國不會辦護照，去便利店不知道微波食品怎麼加熱……要學的事情很多，我們一輩子慢慢過，沒有上大學也可以賺錢、結婚、生小孩！」

哥哥在病了十六年之後，終於在三十六歲那年告別他痛苦的人生。久病孤立的生活讓我在告別式上看不到哥哥任何一個同學或朋友。

隨著考試制度的改變，學生們的大日子，從每年的七月一日，改為每年一月二十二、二十三日。為什麼家中沒有求學人口的我，會這麼清楚這個日期呢？因為每年快到這個時候，我的門診都會出現一兩個正在準備學測的孩子，他們被父母帶來，主訴是心悸，可是我就是有能耐一語中的。不是心臟出了什麼毛病，是焦慮。

聊著聊著，每每都在我門診哭出來。因為我知道，即使父母不說，他們的內心還是真真切切地感受到父母的期待超出自己能力。而我能做到的，就是很堅定地告訴他們，你會好好長大、你會沒事的，就算不讀大學，我們也可以變成大人。而且，我會開上抗焦藥。來我門診求診的患者，往往有問題的不是心臟，是心情。

行行出狀元

有時候，看著加油站年輕的孩子們，我好感慨。沒有讀大學又怎樣？他們活得健健康康的，未來還大有可能，沒有什麼不好啊！學歷真的不代表什麼。有天我去逛園藝大棚，老闆精心栽種的緋牡丹，一盆動輒五、六千元，或上萬。他說，他先投資了五、六百萬在種植，現已獲利千萬，這是他的第二個大棚，他正打算開展第三個大棚。他有大學學歷嗎？我想沒有。但是他的經濟能力比我強多了，行行出狀

元啊，重點是，他過的是他要的日子，而且健健康康的。

****

同事的孩子在我們小心行事下，順利放完長期洗腎管。手術結束，孩子擔心地從枱上爬起來叫住我：「醫師、醫師，我們要再試試看管子順不順嗎？我擔心像上次一樣，會不通。」這時，口罩落下，露出他俊美的臉。啊！真是個美少年，圓圓大大的眼睛，和媽媽一個模樣！

我拍拍他的肩膀，發自心底微笑地說：「放心吧！交給我，你會沒事的。」

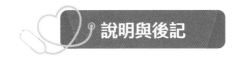

志願永遠只是志願

孩子們，人生裡經過努力還辦不到的事情很多。看看周遭的大人小時候寫作文的志願和現在做的工作符不符合就知道了。但世界多元，能發揮的地方很多。最近和我的小學同學連絡上，雖不是每個人都是名校畢業，但都過得不錯，他們都有共同的特質：責任感、待人以誠、一顆求好上進的心、重頭再來的勇氣，所以，得以度過幾十年的生活考驗至今。

因此，除了讀書外，不妨多認識大人的工作。不只訓練自己的眼界，還能了解自己的好惡，可以多點選擇和轉彎的方向。就算準備不足，還能邊走邊學習，機會不會只有一個，也不會只有一次。

這是當年沒人教我的，送給年少的你。

壓力與免疫力

　　人體裡應付壓力的荷爾蒙叫**可體松（cortisol）**。可體松可刺激腎上腺素分泌，讓我們心跳血壓上升，用於應付外來的挑戰；而另一方面，腎上腺素刺激血糖上升，配合應付挑戰時所需的能量；同時，消化變慢，以將能量集中在所需的器官，這就是為何專心緊張的時刻，我們不會肚子餓也不會想上廁所。

　　但是這個應付壓力的總指揮可體松，會同時弱化免疫系統，降低體內不必要的活動。臨床上可以看到淋巴球數目的減少，這時各種病原體就容易入侵人體。這也就是為何大考之後或期間，學生們容易感冒的原因。所以，這種寅支卯糧的作法主要是用於應付緊急情況，卻無法長期處於壓力的狀況下，否則可以想像免疫系統持續地失靈情況下，身體肯定會變差。

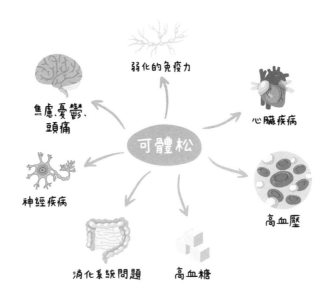

弱化的免疫力

焦慮憂鬱、頭痛

心臟疾病

可體松

神經疾病

高血壓

消化系統問題　　高血糖

拔一條河

　　有時候，救人的過程就像拔河，需要多堅持一會兒。或許眼看著快要輸了，但是，再撐久一點，患者的性命又一點一滴回來了。

　　今天天氣實在太～～冷了！昨晚下雨下整晚，今天白天繼續，而且氣溫只有 9°C。我足足在被窩裡耍廢了一整天。無奈，今日是我身為機場採檢員自我採檢的日子，我只好勉為其難回醫院一趟做了 PCR。啊！我好棒。

　　這時，恰巧在樓下大廳遇到了我們之前放葉克膜救回來的患者，他坐在輪椅上，夫妻倆激動地叫住我。我也很高興地跑過去寒暄，終於看到患者可以正常說話、坐輪椅了。

禍竟多行！

　　回想一年前，他真的很倒楣。因為車禍，騎機車被撞斷右腳，打上石膏，結果行動不便再加上發炎反應，演變成腿部深部靜脈栓塞；後來血栓更是衝到肺部堵住心臟，變成肺栓塞，害他直接暈倒心跳停止。人是在救護車上一路 CPR 到急診裝了葉克膜才救回來的。可救回

來又一堆事，輸血發炎反應太強、洗腎、不醒人事好一陣子，嚇壞所有人；葉克膜滾著滾著，一會兒塞住得急忙更換，一會兒管路斷裂噴血忙止血，磕磕絆絆，官宣病危了好幾次，他才有驚無險地脫離葉克膜。

他的妻子也陪著他在這一次次的病危解釋中，心情起起伏伏。他們夫妻倆是小家庭，包含一個未成年的孩子，親近的家屬也不多，往往是她一個人聽我解釋病情，每次我都在她眼神中讀出恐懼和無助。有時不忍心，我會講一些樂觀的話，雖然醫師解釋病情的習慣是醜話在先，可是，若讓人完全絕望而放棄治療，也不是我所期待的。

隨著時間過去，患者漸漸恢復。當我們發現還插著呼吸器不能開口的他，開始有意識、兩眼聚焦盯著妳瞧的時候，我們都好驚喜。老實說，經過那麼多次急救，我們也不確定他會不會醒過來。其實，我們還在例行的電腦斷層檢查中無意間發現：這次出事之前的兩個月，他才剛因為腹部疝氣開過刀。天啊！這一年的他怎麼過得這麼「血光」啊？

他看到我很想哭，拼命忍著眼淚，緊緊抓著我的手一直講不出話來。我知道他很難形容現在的感受，因為經歷太多了，他受苦了。快樂、慶幸、苦盡甘來、害怕、恐懼、痛苦的回憶，會一下子湧出來，讓他招架不住。尤其是那段躺在加護中心、手腳不能動，任人擺佈的日子。工作這麼多年了，我還是不曉得怎麼樣安慰這些受夠了的患者，只能笑笑地跟他說：「有時候運氣就是會很差，還好啦！忍過去，剩下就是慢慢好起來了。」

又煎又熬，人生高潮

我自己也夠老了，知道那種苦盡甘來的感受。來這家醫院工作也十年了，十年前開始在這裡開疆闢土，籌備心臟外科開心手術，從無到有，這當中人員來來去去，我們努力充實設備、訓練人力、調高薪資，四處找人幫忙，姿態低得不能再低，一切只求設備完善、人才好好留住，一起開拓未來。這箇中滋味，只有我自己明白。

有天去看電影〈拔一條河〉，看著偏鄉小學老師在八八風災過後，為了振作全村人的心，訓練國小生成立拔河隊，沒有運動鞋、沒有止滑墊、沒有繩索，只是向其他國小借設備就開始訓練；從不抱希望到外出比賽，再到全村參與，共享比賽勝利榮耀歸來……那種從無到有、慢慢站起來的心酸到心寬，看得我淚流滿面。連坐在一旁一起觀賞電影的老公都無法體會我這種深刻的感受。

可是，這就是個過程。

人生有時就是低潮到不行，就是要熬。「熬」這個字不難寫，可是做起來不容易。但是熬過去就好了！這經歷，會深深嵌進你的生命，回頭看，都是豐富的回憶，還有解決問題的能力。

我知道他還有一大段復健的路要走，但是比起之前，他的手已經不抖了；雙腿雖無力，但是可以勉強維持站立一、兩分鐘。這已經是很大的進步！我不知道他還要多久才能恢復正常行走，也不知道會不會恢復，但我知道，人這時要聽的都是鼓勵的話，於是我說：「慢慢來，你一定會走路的。」就算沒有科學根據，再瞎我都願意說。畢竟，除了向前看，我們沒有別的選擇，就做看看嘍！

嗯，看來我下次應該再大方些，停下來久一點，讓他們好好哭個夠。

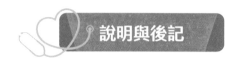

剛剛好的解釋病情

記得在當總醫師時，我們開始進入練習病情解釋的階段。

我們從開心手術的術前病解做起，解釋開刀的目的、益處、必要性、風險、合併症，以及解決方案。教會我開心手術術前解釋的第一個醫師是台中榮總的謝世榮醫師（現任台中大林慈濟心臟血管中心主任）。謝老師的術前解釋清楚有條理，也不避重就輕，對各種合併症的發生機率與處理都很清楚，讓患者與家屬充分知道手術風險和應對方式，不會有過高的期待，也做好心理準備。這套術前解釋的原型我一直沿用至今。

術前解釋是我們病情解釋的其中一項。當了主治醫師後，我們有更多機會要和患者或家屬解釋病情、報告狀況。患者的狀況起起伏伏，有時狀況未必是好的。除了要盡到告知的義務，避免日後醫糾產生，也要小心鼓勵，不要讓家屬和患者失去求生的意志，太早放棄治療。因為以現代社會來看，大多是小家庭為單位，有些家庭成員還小，親友們來關心過後，大多是配偶獨自承受往後的起伏，而樂觀在克服恐懼的時候很重要，情緒起伏小，做的決定才是正確理性的。

患者和家屬是來求助於我們、倚靠我們的專業的。有時間我就和家屬多見見面多聊聊，醫病關係是建立在互信上。醫療的過程會發生的事情太多了，絕非電視上演得如此輕鬆美滿。而我抱著謹慎和榮幸參與每個家庭經歷人生這個重大的難關，我希望自己除了能引導他們做正確的決定之外，也不吝給他們情感的支持。大家一起面對疾病的挑戰，以期順利康復出院。

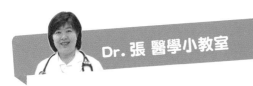
肺栓塞與深部靜脈栓塞

談起肺栓塞，要從深部靜脈栓塞講起。

深部靜脈栓塞易發生於腿部，顧名思義是血液在腿部靜脈系統凝集，造成血塊堵塞靜脈。不治療的靜脈血栓反反覆覆發生，有時一鬆動，會順著血流打回心臟，送往肺臟，造成肺栓塞（如下圖）。一時湧進的大量血栓，會更進一步造成心室出口的堵塞，堵住血流。這就是急性肺栓塞造成患者猝死的原因。

什麼樣的患者容易造成深部靜脈栓塞呢？血液流速不快、血液黏稠度變高、血管內皮受損的人，最容易成為靜脈栓塞的受害者。例如，久坐不動的電腦族、長期臥床的高齡族、剛開完刀全身發炎反應正強的時候，或是像我們的患者腿骨斷掉打上石膏不能好好活動。由於靜脈栓塞有演變成肺栓塞的機會，有猝死的可能，所以要積極治療。用藥以血栓溶解劑和抗凝劑為主。

總之，就是要多「活動」，要活就要動。減少久坐久躺，才是健康的生活方式。

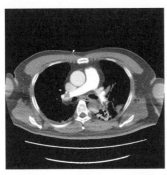

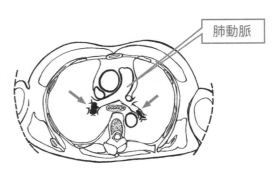

肺動脈

▲ 左圖為肺栓塞病患的電腦斷層，右圖為肺栓塞相關部位示意圖。

最後一哩路

　　我的內心一直糾結在沒有辦法替患者造出一條品質穩定的洗腎廔管而感到歉疚。可是到他們傳來簡訊的那一天，我才明白，我陪患者一家人完成了另一件事。

　　「張醫師妳好。我媽媽於七月十八日睡夢中往生了，感謝您幫她多續了六年的生命來陪伴我們，謝謝。」這是昨天一位患者家屬發的簡訊，他的母親，我的患者，過世了。很高興我們一起完成了她人生最後一哩路無憾的照顧。

　　過去六年來，我們為了失智的她有一條穩定的洗腎廔管，一次一次努力說服各個麻醉科醫師替高風險的她上麻藥。

　　患者本身有主動脈瓣狹窄，在心臟的問題沒有解決以前，每次上麻藥都會有猝死的可能。但是，即使簡單如洗腎廔管的小手術，失智老人的緊張和躁動是無法用口頭安撫下來的。因此，不得不做全身麻醉的決定。

　　然而，為了上麻藥，就得讓一個來日無多的人再忍受一次開心手術大刀的疼痛和風險嗎？還是，連洗腎廔管的手術都不要做，讓生命停留在洗腎廔管報廢的那一天？

教科書上關於治療患者的準則就那麼幾行字，可是實際治療上和原則互相牴觸的地方太多了。唯有站在患者與家屬的出發點考慮，才能替他們做出最合適的決定。畢竟，要承受整個治療經歷的都是患者這一家，醫師的個人成敗可沒那麼大不了。為了幫患者解決問題，我們做醫護的不能只解決自己的麻煩，我和家屬討論後決定，暫緩開心手術，接受全身麻醉，先修補洗腎廔管，接受心臟休克的可能性。白話文，賭一把。

患者的兒子很堅定，一次又一次聽完不同的麻醉科醫師解釋，簽下放棄急救書和手術同意書。幸運地，她也一次一次平安渡過麻醉，手術順利完成。這間接證明了某種程度上的主動脈瓣狹窄，在沒症狀的患者身上，接受全身麻醉相對是安全的。如果上麻醉前如我們所說，是最後見面的機會，相信她三個孝順的兒子，在當時內心也掀起了不小的波瀾。

患者是在睡夢中過世的。不是在任何一次洗腎當中，也不是在任何一次住院，而是在自己家裡。多麼幸運的終點啊！我幾乎脫口而出「恭喜」。死別雖然感傷，可是這樣離開的方式並不淒涼。

我們每個人都會老。從現在開始，不逃避對高齡者的醫療任務，在我們進入高齡後，才有高齡者的治療經驗和準則可依循。希望到時候有勇敢明快的年輕人為我們服務。

主動脈瓣膜狹窄

　　心臟有四個腔室：左心房、左心室、右心房、右心室；心臟同時也有四個瓣膜：左心房、心室之間是二尖瓣，右心房、心室之間是三尖瓣，左心室和主動脈之間是主動脈瓣，右心室和肺動脈之間是肺動脈瓣。聽來像繞口令？嗯，我知道。這四個門（瓣膜）確保血流的方向性。

　　左心負責蒐集肺臟回來的充氧血，經過心室肌肉大力收縮，將血液從左心室打出去，經由主動脈供應全身。這個連接左心室和主動脈之間的主動脈瓣若因鈣化產生狹窄硬化，就會讓左心室的血輸出不易，於是心室壁會為了克服壓力而變厚，供應心壁血流的冠狀動脈需氧量也隨之增加。

　　接著瓣膜開合愈來愈不易，患者的血壓會除了升高，還會出現愈來愈大的高低差。灌注壓不夠，患者就會出現心絞痛和活動力不佳的情形。所以需要做開心手術來做瓣膜置換，以矯正心衰竭。（如下頁圖）

　　至於要不要在一個洗腎、失智、高齡且無症狀的患者身上，先做開心手術，以規避日後上全身麻醉的風險，則是外科醫師與患者家屬共同權衡後的決定。開心手術自然是有較大的風險，讓一個來日無多且生活品質下降的患者接受開心手術，只為解決開洗腎廔管時患者無法好好配合的難題，有可能還未達到目的就先一命嗚呼，這不是我們樂見的。

因此，在這個案例當中，我和家屬討論後共同決定，暫不實行開心手術，但接受全身麻醉，並承擔患者上麻藥後有引發心臟驟停的可能。

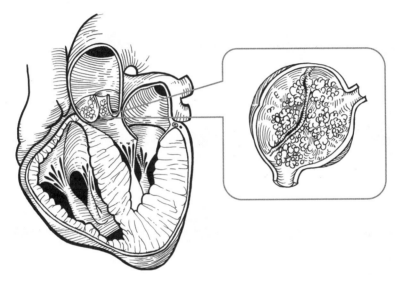

▲ 風濕性心臟病造成的主動脈鈣化和狹窄。

「十萬」火急

每個人在生命裡都有對與錯，但那不是我們要不要放棄他的理由。

今天在煩惱患者的住院費，正在積極地與醫院社工連絡，大家也在集思廣益。

一個月前，一位吸毒導致心內膜炎的患者由內科轉介給我。報告顯示：三尖瓣受損，冠狀動脈也差，因此，我們替他動了開心手術。恢復的情況也還算穩定，除了患者比較懶散，不肯下床活動，倒也沒什麼大問題。一切按照進度恢復，要接受四週以上的抗生素治療。

沒想到過了兩週後的某天午夜時分，病情突然急轉直下，患者突然呼吸困難，面色發紫。當晚專師也相當機伶，看苗頭不對，當機立斷請我把他轉到加護中心。

到加護中心後我看了一下，意識清楚，血氧壓力夠，倒還不到插管的地步，就先觀察著，心想：可能是患者出加護中心後水喝多了（常有的事，大家在加護中心通常被限水限得嚴格，對飲料有強烈的渴望），打個強心針加利尿劑就沒事，打算天亮找個心內醫師替他掃個超音波。

隔天清早，我正在處理另外一床加護中心的患者，我和體循師剛移除那床的葉克膜，沒想同在加護中心對床的他忽然心跳變慢失去意識！幸好我們人力、設備都在現場，一擁而上，替他裝上葉克膜，患者就這麼幸運地醒來了。心臟超音波一掃，心包膜填塞，心臟內科醫師倒也爽快，傍晚就順勢放了引流管。引流管愈流愈多，而且是鮮紅色的，我就建議家屬先進行開胸，以便移除血塊。

沒想到，一直在床邊照顧他的姊姊卻哭起來。她說，她真的不能再簽同意書了，家裡付錢的是他們姊妹，說她再也付不出來了。大姊在新加坡，久沒連絡，爸爸早年和媽媽離婚分開，媽媽也又老又重聽，這個寶貝弟弟從十幾歲吸毒吸到現在四十五歲，不事生產，家裡早已沒了積蓄，這次為了給他開刀，砸鍋賣鐵，和親友借錢，勉強湊了十萬，目前醫藥費已經到十四萬多，她們實在無法負擔。姊姊邊講邊哭，我也驚訝地接不上話，我們知道他們家經濟困難，早會診了社工科協助，可是，還沒來得及等對方回覆，現在是下班時間，明天又是週末，怎辦呢？無奈之下，只好答應她先用輸血方式暫代。

半夜，住院醫師替他右胸放了胸管，陸續引流出大量汩汩的血水。

我回到家稍事休息，心神不寧地睡到天亮。這時住院醫師打來說：「學姊，他的心包引流管流出來四千多的血水，胸管出來也是四千多。我們要不要進手術房清血塊？」我無奈地告訴她，患者一家沒錢，說是別開了。因為刀開下去又一筆錢，該怎麼辦？不開，患者會死；開了，他們全家沒錢生活，也要餓死。我從投入職場以來，也沒碰過這問題。很想擺爛地說一句：「我們老師沒有教啊！」

但是，我的住院醫師完全沒想這些，她直率而天真地問：

「可是，學姊，他還活著欸，他的意識好清楚喔……」

我們的這位學妹是個長得很好看的泰雅族人，雖然在外科工作，可是講話很溫柔（不像當年當住院醫師的我，又兇又難搞）。而且更重要的是，她單純美麗的靈魂敲醒了忙昏頭的我。對啊！我也沒幹過這種事，為了十幾萬，一家人就活不下去，這怎麼行？我該來想想辦法。

一到醫院，我先連絡值班的社工，問問補助湊一湊，到底可以拿到多少？瞭解了大約可支付一半之後，我放了一半的心。此時連絡家屬，卻一支電話也沒人接（這我倒不奇怪，從急救、轉加護中心、上葉克膜、上洗腎機……他姊姊不知被通知了多少次，跑來多少次，這時有可能累到聽不到）。

我轉頭拿起電話問社工：「我們連絡不到家屬，如果患者生命危急，是不是可以先進手術室開刀？」在確定這樣做沒有違法之後，就火速把他推進去開刀房了！

那天運氣也超好，值班的麻醉科醫師也不是個會刁難自保的人，而且團隊成員手腳也很麻利。就這樣，這九命怪貓又活了下來。

家屬事後回電，也沒有無理責怪，反而放心補簽了同意書。我想看到患者活生生的樣子，沒有人會狠心不救吧？

病情漸穩，葉克膜移除了，腎功能也恢復了，只剩呼吸機必須慢慢斷離。

這天，患者的老母親出現，她有重聽，可是她聽得懂也看得懂兒子漸漸在恢復。

這時，患者握著母親的手，口中的呼吸管讓他不能說話，但是他

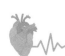

的眼神真誠得再清楚不過，如果你們在場就能明白。他想表達：「媽，對不起，讓您操心了。」再無賴的人，在生死邊緣的時候，面對自己的親人，都會變得老實。

很多人問我：「明明就是一個沒有信用、不務正業、拖垮一家子的吸毒鬼，這種人還替他開刀啊？為什麼還要給他機會活下去？」

可是，在我開這麼多吸毒鬼的刀裡面，大概有一半（甚至以上）的人，在經歷這場大難之後，會改變態度，開始珍惜生命，戒掉毒癮。在加護中心那段綁手綁腳的日子裡，他們看著這些年輕的護士們，義無反顧地給他們翻身拍背、把屎把尿，這麼長的日子，菸癮、毒癮早就度過了戒斷時期。如果再回去吸毒，那就是自己的選擇了，絕不是生理所迫。

救一個毒癮者，幫他站起來，不只幫助了本人，還代表幫助了他們的家庭。試想，一個有毒蟲當家人的家庭，日子有多灰色？

毒癮患者會改過不再碰毒嗎？最難戒的海洛因戒得掉嗎？

會哦，有的會。大約一半。

換過機械瓣的他們，被要求三個月回我的門診抽血。他們有的坐完牢，在我們的鼓勵之下，找了份不難的工作，每天出門上班；有的開完刀，家人不再連絡也不出住院費，他們自己找了安身之所，出去工作，一點一點還著醫藥費。在這樣負債的情況下，開始新的生活，連我看了都覺得很難，他們卻做到了。

就衝著這還有救的另一半的人，我還是會給個機會。人生這麼長，誰都會犯錯，你不知道自己何時需要第二次機會。

患者在大家一點一滴的照顧下，就這麼好起來。洗腎停了，呼吸器拔了，開始自己吃東西，也轉到普通病房。接下來，要煩惱的就是錢了！住院費暴增到快三十萬。

這個嘛……有請社工一起傷腦筋啦！

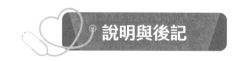

說明與後記

如何申請補助？

人都會有一時急難。若是就醫後經濟上真的有困難，付不出藥費，我們可以請醫師幫忙會診社工室。社工室會根據患者的年齡、家庭人口數（包含工作人口數和被扶養人口數），調查有無各種福利身分（例如：榮民、榮眷身分，是否有農民保險、中低收入戶），以及疾病失能狀況（例如：醫生是否開立有身心障礙身分、重大傷病），資產狀況（例如：房子、車子、田產、工作收入……的有無），然後根據你的戶籍所在地所提供的福利，建議你備齊所須的資料，自行向有關單位申請。

不同的補助單位，有不同的補助方式和名目。例如，區公所就有所謂的看護補助、醫療補助、中低收入戶、急難救助；而勞保有所謂住院傷病給付、傷殘給付；農保有傷殘給付、老農津貼；原住民身分可申請所謂原民急難救助和意外險。詳細情形請洽各大醫院社工室。

若未符合上述補助條件，一時無法付清醫療費時，還可和醫院訂定分期付款。各家醫院條件各有不同，可向櫃台書記詢問。

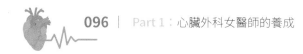

Chapter
2

白色巨塔職場現形記

舉手之勞

蠢人才會做自己沒有把握的事、用自己沒有把握的藥，尤其在急救的時候。

三更半夜，患者喘得要命。三十九歲女性，症狀是喘、心跳快，在急診室的心臟超音波掃描到心包膜積水，立刻轉到心臟外科加護中心來。

「皮肌炎。」來會診的心臟內科醫師說。「妳看，」他指著超音波螢幕：「她雖然有心包膜積水，可是心臟收縮好得很。這積水是皮肌炎急性發作引起的，一開始很容易騙過第一個接觸的醫師，以為是心肌炎。」看到她全身上下紅紅的病灶沒？對啊！我才正好奇她身上不尋常的紅疹，打算明天會診皮膚科，沒想到與這有關。

能一眼看出診斷，這位醫師的確是博學細心的人。似乎看到我崇敬的眼光，內科醫師開口：「我曾經 loss 掉（失去）一個患者。」他

露出一絲淡淡的苦笑。「十八、九歲的女生，也是這樣的表現住院。放她住在普通病房，一下子就失去意識，根本來不及 CPR（急救）。」

的確。他的經驗，對我而言是無痛學習，對他而言可是刻骨銘心。

「趕快會診風濕免疫科吧！」他說。

風濕免疫科的醫師姍姍來遲，似乎很久沒有人這麼晚急會診他了。

「這患者該插呼吸器了。」看著她辛苦地喘著，全身冒冷汗，我們做出一致的決定。

「需要我代勞嗎？」我自告奮勇地說，心想只是舉手之勞。

風免醫師看著我：「妳常常插管嗎？」我們心臟血管外科和風濕免疫科不常合作，他和我彼此都沒見過面，會這麼問一點也不奇怪。

我謙虛地一笑：「應該吧？」其實我想說的是：應該比你多吧！他點點頭。

護理師把呼吸管備好了，我下令打鎮靜劑。患者漸漸變得昏昏沉沉的，但仍然下意識地反抗插管。

「需要肌肉鬆弛劑嗎？」護理師問我。最近我有位同事插管時常用肌肉鬆弛劑，患者全身會突然放鬆，不會抵抗，有利插管。但前提是：插管的動作要快，不然患者無法自行呼吸，立刻面臨缺氧的危險。第一次插不上，麻煩就大了。好吧！我也來試看看。心想，沒問題的。

想不到肌肉鬆弛劑一打，患者的確全身癱軟，但短小的下巴和張不大的嘴竟讓挑管異常困難。慘了，我碰上了「困難插管」！

此時患者沒了自呼，一兩秒中之內，只見血色從她臉上退去，眼神失去了光輝，我心頭一震，這景象多麼熟悉！像當年目睹自己親人

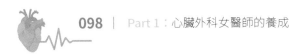

死亡的那一刻，突然高舉的雙手慢慢垂下，臉上沒了表情，這和電視上演員又彈又跳的死法差多了。我真的慌了。

只見風濕免疫科的醫師脫下白袍邊捲袖子邊問：「張醫師，要不要我來試看看？」我立刻讓出位子。他不一會兒就插上了，結束我們大家的危機。

「剛才真是不好意思！」我的自尊心大受損，抱歉連連。蠢人才會做自己沒把握的事，用自己沒把握的藥。

「不要緊。」風免醫師平靜地穿上白袍，聲音裡聽不出任何責備。

人有失足，馬有亂蹄，幸好有他接手。隔天看到患者恢復意識，我才放下心中的大石頭。

儘管如此，每次在走廊上遇見這位醫師，我仍然笑得很心虛。

Dr. 張 醫學小教室

急救靠經驗

醫療工作是一個**團隊合作（team work）**，不是單兵作業。急救尤其是如此。當一招不管用，就要趕快換下一個方法；當一個人辦不到，就要趕快求救換手。達到目的最重要。因為你不是永遠狀況都很好。

團隊精神

醫療人可以意見不合，但是起爭執，應該是為了患者好，而不是為了自己的自尊心。討論後大家要達成共識做成結論，要用科學說服對方。各持己見的團隊不叫團隊，患者也不會有好的預後。

今天我的患者終於好多了。他是一位肺栓塞、休克，經過葉克膜搶救的患者，經過幾天血栓溶解劑的治療，病情起色很多。早上查房看過以後，我們決定讓他今天脫離葉克膜，並在下午替他安排手術拔除。不一會兒家屬也叫來了，體循師也準備好了，房間也空了，可意外的是，麻醉科醫師不讓我們接患者，說什麼患者禁食時間不夠久，中午才剛灌牛奶 250ml，不可以上麻藥。乍聽之下，好像很有道理，可是，拔葉克膜這種刀算急診刀，是沒有在看禁食時間夠不夠久的。

葉克膜要拔，要當天早上開始降轉速觀察，一直維持在低轉速，看看患者頂不頂得住。但是低轉速不可以維持太久，可以拔，就趕快進去拆了，以免葉克膜的軸心被低轉速生成的血栓塞住。它不像呼吸器，是不可以一等、等到隔天，你想拔才拔的。

而且，做重症非常關係到人力素質，要等禁食時間到，不能等到晚上，晚上的外科助手是值班的助手，和白天熟悉專科度的助手不一

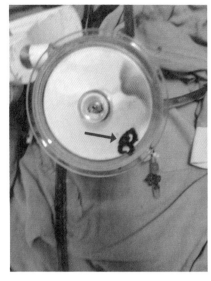
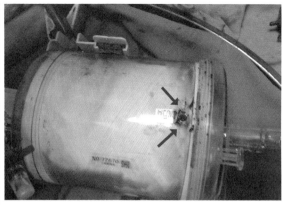

▲ 葉克膜在低轉速、無抗凝血劑的情形下，容易產生血栓，卡住運轉中的葉克膜軸心，會使葉克膜的心肺支持突然中斷，非常危險。這就是葉克膜測試撤除時，要見好就收的原因。

樣，拉鉤不流利，護士人力又少，出大事時往往救不回來。

所以權衡利弊，我決定現在。

偏偏當天那位麻醉科醫師不認同，他說，要我們準備好再來，還罵我每次都漏東漏西，我回答：「學長，患者呼吸器都插好了，也不用擔心有咽喉反射會吐會嗆到，若你擔心會吐，我們有鼻胃管，可以把牛奶抽出來。」然後他居然說：「妳牛奶灌進去 250ml，又不見得出來 250ml ！」

我說：「抽不出來就是胃排空了。」食物到 12 指腸，就不可能吐出來。

他譏諷地說：「還有胃液啊！」

我聽了愣了一下，咦？把胃抽空還分牛奶不牛奶？胃液不胃液？就都抽光啦！？難不成我還離心過濾給你！？學長搞錯了，我說：「學

長，我學心臟外科，去過兩三家醫學中心，我們的觀念就是見好就收，沒在看禁食時間的。」可能是我提到過去別的教學中心的做法，讓他認為我在貶低他吧？我正要繼續說下去，他回我：「那妳就把患者帶去別的醫院開好了！」接著掛我電話。溝通中斷！

咦？這下要怎麼開刀？

我最討厭人家掛我電話。但是現在不是火大的時候。此時牽涉到患者手術無法順利進行，只好打給副院長求救。我說：「學長（哈哈，這個也是學長），今天不管你協調成不成功，我都要打給你。因為我要讓你知道，這個患者現在拆葉克膜是最恰當的時機，要當急診刀處理，沒有什麼絕對的 NPO。他的觀念不正確。」

副院長說他要去了解一下情況。

不過看樣子是溝通無果。因為我們和家屬還是等了快三個鐘頭。

其實打電話給副院長也是頗有挑戰。副院長是骨科背景的，不是做重症，不了解的細節自然不少，除了得跟他報告來龍去脈，還要把學理科普一下。理論上，有醫師執照的應該都聽得懂。但是，我也可以預期他會被那個夸夸其談的麻醉科醫師唬住。這位副院長是個天性溫和有禮的人，這種時候，我著急都沒用。

但是我還是要講。老娘我就是要講！明知他無法溝通成功，我還是得反應問題。因為，救一條性命，需要很多人的力量。更不容許這種不同心協力的行為。而且還可能有下次！

舉例我同事企圖在加護中心拔除葉克膜，結果出了一件大事。患者皮膚才消毒到一半，還沒鋪好單，葉克膜的管子就掉出來，以每分

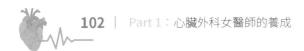

鐘 1.5 公升的流量，打了一地的血，速度之快，差點把患者害死！我聽了很吃驚，我說：「拔葉克膜為何不在開刀房拔！？為何要那麼克難！？」雖說在開刀房進行，未必不會碰到這種事，但是顯然人手、設備齊全多了。

拔葉克膜不是像拔點滴，是要把傷口打開，把血管分出來，要修補血管的，動作還頗精細。病床邊光線又不如開刀房明亮，出了事，萬一缺什麼器械，怎來得及？為何選擇這麼危險的方式？

原來問題出在麻醉科醫師對這位外科醫師有成見，大家也就懶得溝通。這位麻醉科醫師喜歡別人聽他指揮，他才要做他分內的工作，已經不是第一次。

這真是造業。

共業。

但是所有人幾乎都不這麼認為。因為大家只看到外科醫師開刀出事。患者不知情，家屬看不見，檢察官不了解，麻醉科也認為跟他無關，因為他們沒上麻藥。

但是，上帝看得見。

不幫忙，也是罪。不是嗎？

好在我的患者命硬，順利拆除葉克膜，再一次度過他生命中的難關。

醫療是一件大家通力合作一起完成的工程，同心協力，都未必能不辱使命，怎能容許這種本位主義衍生的掣肘行為？如果換成我們自己躺在病床上，你希望怎樣的醫療團隊為你服務？

醫院不是一個人的武林

心臟外科手術是非常精密的。為了要縫合血管，我們要帶著放大鏡，小心翼翼地操作。除此之外，我們所用的縫線，也比一般其他外科來得細。其他外科用的是 3-0、4-0 的縫線，我們用的是 6-0、7-0 的縫線，細多了，也很容易斷。這種手術通常是長期受訓的醫師和助手執行起來比較好，這就是我們不喜歡值班人力的原因。

而且，移除葉克膜牽涉到葉克膜運轉，體外循環師會在旁 stand by（待命），麻醉科也必須在醫師專心執行手術時，顧好患者的生命徵象，簡單來說，心臟外科每一台刀都不是 one man show（單兵作業），而是 team work（團隊合作），大家必須是訓練有素的熟手。

身為一台手術 team leader（團隊領導者），我有責任替患者要求安全的開刀環境，麻醉科也應尊重我們專業的判斷，因此，意見不合就是溝通，溝通不來就是再找第三者溝通，直到達成共識。若不能達成共識，最起碼反應問題。

這時候，我會一再告訴我自己，我是為了患者，不是為了自己，我要勇敢。不這麼做，結果會更糟。

送給年輕、不知道怎麼做的菜鳥醫師。

叫醒睡美人的呼喚

在病入膏肓之際，你是否知道我還醒著？

在週六早晨心滿意足地醒來。呵！我終於睡飽了。

連日來的拼鬥、衝刺，外加五月陰雨的天氣，考驗著我們的身心。總算熬到了週末，已是強弩之末的我，一方面在下班前努力完成病歷的補寫，一方面慶幸患者從翻江倒海的術後，掙扎地活了下來。

這星期最安慰的，無非是看著術前腦炎、一點反應也沒有的患者，在術後緩緩睜開了眼，有意無意地點了頭！

本區域住著許多窮苦人家，平時也未和兄弟姊妹來往（因為都窮，窮的背後有著各式各樣的原因，自然就疏遠了），夫妻倆一方病倒了，作伴的只剩下另一半和年幼的孩子。

一切只因為窮，貪圖監獄裡便宜的牙科治療，不潔的手術讓他染上嚴重的心內膜炎。剛接手評估的麻醉科醫師，堅決反對對病入膏肓的患者動手術，因為他在病歷上看不到患者有反應的紀錄，害怕深度麻醉會讓患者熬不過手術。

其實，他不明白，在這窮鄉僻壤的小醫院，一切只能向前走、往

好處看。選擇不替患者開刀，學理上也說得通，只是，她就從此失去他了……。

　　起先，我並不確定罹患心內膜炎、嚴重敗血症，併發腦炎的他，是否還有神智。確定有無意識，是大家對是否進一步治療的共識。只是我術前待在床邊的時間比較久，看著患者閉著眼昏沈之間，聽到自己太太叫喚加油的聲音，本來對醫護人員的又掐又捏毫無反應的他，居然點了點頭。那動作雖微小，我卻清清楚楚地看到了。

　　所以我相信他活著。

　　如果是我病得半死不活、一點力氣也沒有，也不會浪費力氣對醫護人員有反應，只有心愛的人在床邊，才會掙扎地告訴他我活著，算是對彼此最忠實的承諾。再拖下去，腎臟就要衰竭。不開，他就要死了；開了，他還有機會活。情況已糟至如此，我們還怕什麼？！還有什麼好失去的？

　　所幸另一位麻醉科醫師接受了我的報告和觀察，我們一起完成了手術，患者也順利恢復。在手術進行之前，我們都不知道接下來的結果是如何，只是很感激那位麻醉科醫師願意和我站在同一陣線，勇於承擔，一起為患者拚搏。

　　今天我想在河邊待一會兒。大佳河濱公園是個靜謐的好地方，有鷺鷥陪著我。

　　救一個人，不能只靠我一個人。我得說服所有人，同心協力，一起為一個人努力。

　　加油！我的患者。

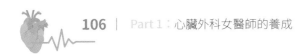

說明與後記

生死一瞬間

在手術前，一般我們會要求患者體溫正常、狀態穩定、沒有感染、意識清醒。可是，在感染性原因需要手術的患者身上（例如：心內膜炎、盲腸炎、十二指腸潰瘍破裂），正常的體溫和血壓便不是接受麻醉的必要條件了。畢竟手術去除感染源，才能將患者的血行動力學真正穩定下來。

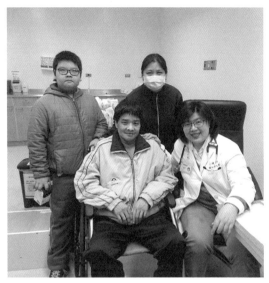

▲ 我與患者一家人。康復後的患者與手術前奄奄一息的樣子判若兩人。遺憾的是，患者已於 2021 年過世。

另外，比較複雜的狀況是：患者因心內膜炎併發腦炎，人變得昏昏沉沉，讓醫護人員難以判斷他是否還有意識，甚至有幾天的病歷記載記錄患者是無意識的。這關係到他是否值得接受手術。恰巧我訪視時正好遇到家屬正在探視，所以才看到這一幕，也才確認他是還有意識的，值得動手術。只能說，這就是老天爺要留人了。

如今，患者已接受手術滿三年了，回診時看著他們一家三口，我忍不住高興地和他們合影。

心內膜炎

心內膜炎的起因，就是細菌順著血流跑進心臟，附著於心臟組織上，侵蝕相關結構並產生贅生物。細菌通常侵犯心臟瓣膜，長出贅生物。贅生物不同於原本的心臟結構，外型不規則、組織鬆散、容易掉落，順著血流擴散到肺部或全身各個器官。例如，竄到腦部造成梗塞和腐爛，或堵住腸系膜動脈造成腸壞死。

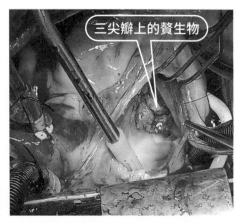

▲ 心內膜炎手術照片。細菌附著在三尖瓣瓣膜上，侵蝕掉瓣膜組織，同時演變出奇形怪狀的贅生物。

細菌最常經過口腔或被穿刺不完整的皮膚進入血流。比如，蛀牙太多，或去看牙醫施行牙科手術前後，造成暫時菌血症，卻又沒有完整口服抗生素的預防，又或者最常見的刺青、穿皮環，甚至注射毒品。

這些行為鮮少經過完整的皮膚消毒，也不可能有預防性抗生素的服用，細菌自然入侵體內。會不會造成心內膜炎感染，就看個人免疫力強弱。刺青、穿皮環這些未經過完整消毒和預防性抗生素的行為，在心臟外科醫師眼中看來，自然是不鼓勵，毒品使用更是違法。

本院是桃園監獄和台北監獄的指定外送醫院，我的心內膜炎患者為數最多的就是毒癮患者，其次才是牙口不好的患者，在這裡做個衛教，還請大多多愛護自己的身體。

來一包素肉乾

　　醫師也是人，也有個性不合、講話不投緣的時候。但是，照顧患者時，請務必拿出自己的職業精神、專業態度，大家團隊合作，患者的治療才不會出差錯。

　　來講一包素肉乾的故事。

　　故事的主角是一個心內膜炎開完刀的患者。她的歲數和我差不多大，三、四年前換完心臟瓣膜，用的是機械瓣。機械瓣有個特色，除了用超久都不會壞之外，就是要吃抗凝劑。因為機械瓣產生的擾流，長期存在，會產生血栓，所以要將凝血功能稀釋化，以免患者腦梗中風。遇到患者有其他疾病要接受手術，為避免手術過程止血不易、失血過多，停口服抗凝劑轉換成針劑變得非常重要。往往要住院安排換藥，並且掐準時間停藥開刀，再恢復抗凝劑的使用。好了科普完畢，謝謝收看！

　　是嗎？

　　這位患者在前一年底因髖關節疼痛不堪，決定在隔年春節假期一結束手術。於是我積極連絡她的骨科醫師，算好他的開刀日，在春假

最後一天安排她入院。

可不幸的是，手術當天，碰到某位麻醉科醫師上麻藥，又將我們的患者退貨，理由是，凝血時間沒有校正到正常值。可是，換過機械瓣的患者，凝血功能是不可以校正到完全正常的，就像我先前衛教的，會腦梗。

這個時候我犯了第一個錯誤。

由於過去和這位麻醉科醫師很不良的溝通經驗，例如：講到一半被掛電話，要不然就是開口閉口就是「妳給我 OOXX……」然後掛我電話。因此，我沒勇氣也不願意再跟他講話。在和骨科醫師討論過後，我們決定避開他上麻藥的日子，隔兩天再開。於是說服患者後，我們繼續等待。在團隊的衝突面前，我將就了人情妥協了科學。

過了三天，另一個開刀的日子到來，意外的是：另一個麻醉科醫師也來搞退貨。這位年輕的麻醉科醫師，用譏諷的語氣告訴我：「凝血功能沒有校正到正常不能開刀妳不知道嗎？」最後還補上一句「不能上『半身麻醉』，妳沒有讀書嗎？我查給妳看！」說罷便作勢要拿出她的手機來查。

這位麻醉科醫師剛剛嫁給我們一位同事，而這位同事是一位公認脾氣好、有禮貌的人，家父的手術也是他開的刀；而這位麻醫小姐卻是出了名的出言不遜，也不止是針對我。在走廊上相遇，我也鮮少直視她，以免橫生枝節。我們大家在他們結婚之際，都不太能理解這個「鮮花牛糞」的組合，只能祝福。（我先聲明：我不認為我的同事是牛糞。）實在無法和對方溝通，我決定再次退讓，再次說服患者改天，由於骨科醫師經過一番等待，這週也不再有空，我們商量後決定找相

熟、理性的麻醉，配合她的時段，下週再次上麻。

患者和家屬早已不耐久候，老實說我也很難交待清楚我們醫療團隊之間的意見不和，耽誤患者和家屬的時間和金錢，我也覺得不好意思，但也只能硬著頭皮這樣做。

隔週，她順利上完全身麻醉開完關節手術。（注意哦！她的凝血功能可沒特別校正到正常，但是我們所託的麻醉將她上「全身麻醉」，替她避開了上「半身麻醉」、下半身癱瘓的風險。）可見上不上麻藥不是重點，重點是上哪一種麻藥。可惜不幸的是，在這長期等待手術、凝血功能不穩定的日子當中，我的患者後來中風了。她一夜間變成一個左偏癱的殘疾人！

這真是個令人意想不到的悲劇。

成員間的溝通不良，拉長患者治療的過程，提高患者處在沒有足夠抗凝劑保護的風險，最後讓患者承受了不該承受的苦果。

我還記得剛開始每次患者夫妻倆回診，先生辛苦地推著輪椅，每每都刺痛我的心。在他們的看護申請尚未核准時，他們會為了睡前喝水多少的事情吵架。做太太的會哭哭啼啼地跟我告狀，說老公罵她，因為她睡著後往往會夜尿，無論尿片看護墊怎麼包，還是會溢出，老公半夜起來換床單尿布，累到無法上班、累到破口大罵。

我只能苦笑勸慰，因為我明白那個苦。大家都好辛苦！

所幸後來找到一個好的外籍看護，年紀稍長的她不似年輕人愛玩，實實在在陪著患者好好復健，老公終於可以脫身去掙錢工作，患者現在也會站立會緩步移動了。看著她一點一點進步，我也高興。但每次

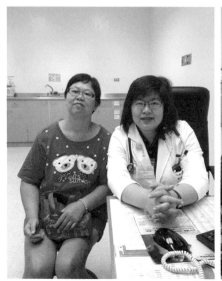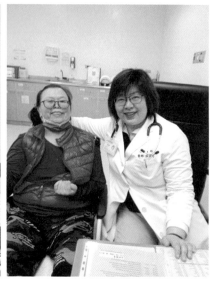

▲ 我與患者年齡相仿，在多次回診後，早就是朋友。在遭遇這樣大的磨難後，反而是她鼓勵我要開心。

來回診，那緊握攣縮鬆不開的左手，還是讓我慚愧萬分！

　　回診時她送我一包素肉乾，高興地跟我分享：「醫師，我的復健師說我進步了，她說我的左手變柔軟可以打開了！」我也很替她們全家開心，於是我罕見地請護理師幫我們合照。稍後，她彷彿看穿我的內疚，安慰我說：「張醫師，妳不要難過了，我現在過得很開心，我朋友介紹我去信一貫道，我在那裡認識很多人，我現在吃素，我很好，啊妳也要開心。」我其實不知道該回答什麼，我很難過，但是又不能表現出來，只好跟她互道加油。

　　每一個患者，都是別人的家人，當他託付給我們時，我們有責任放下成見，拿出自己的專業好好替患者服務。否則披著這身白袍，我們到底跟賣藥妝的銷售員有啥差別！？在患者眼裡，我們是一體的。沒有什麼比誠心合作好好溝通更重要了。

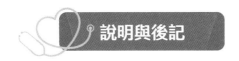
說明與後記

衝突、妥協、進步

　　和這位麻醉科醫師溝通不良，感情不好，默契不佳，已經不是第一次兩次的問題。而且兩科之間氣氛變得很尖銳，也常常針鋒相對，工作實在無法好好進行。許多外科醫師選擇隱忍妥協，畢竟開刀還是要靠麻醉科上麻藥的。我原本也打算這麼做，我只是個小外科醫師，我的選擇餘地不多。但是，老天還是安排我們吵了一架！

　　原因是麻醉科醫師在麻醉評估的時候，直接對我罹患心內膜炎的患者和他的家人說，患者的病不用開刀，打針吃藥就會好。這句話一出自然就炸鍋了！引得家屬吃驚又憤怒。

　　也許是因為資訊不齊全，他的看法和我不一樣，但醫師說法不同步，是會引發醫療糾紛的。我當時急忙停下手邊的門診，請家屬和患者再來聽一次病情解釋，再請感染科主任幫我和這位麻醫溝通，隔天手術才得以順利進行。但這徹底踩到我的底線，這一架直接吵到院長室去。

　　到了院長室，你以為我們看到長官，就乖乖聽話、相親相愛了嗎？當然不是。我們都知道對錯在哪裡，可是有人因為面子問題，一直不肯承認自己替別人過度解釋病情的錯誤，話題一直繞著不是重點的點打轉。

　　我見雙方沒有共識，長官也調庭不成，急中生智，轉換角度，想起某天夜裡開急診刀，我們一起共事的一台手術。

患者是主動脈瘤破裂的患者，進開刀房時已經快量不到血壓了，那天晚上幸虧麻醉科輸血升壓得宜，我們才有時間將患者搶救回來。而當晚站檯的麻醫就是他。

我說：「學長，你還記得某位胸主動脈瘤破裂、開完胸部、繼續開腹止血的患者嗎？」

學長想了一下，似乎記起有那麼個戰況慘烈的夜晚。「他現在出院了，活動自如地走著回來看門診。」我接著說：「學長，老實說，那天晚上，我還滿暗自慶幸當晚值班的人是你。因為我知道您應變起來，手腳最快，患者才有救。」

這可是我真心誠意地稱讚。除了主見強、瞧不起外科醫生之外，他的專業倒是不賴，手腳麻利，又快又勇敢，若能好好合作，倒能讓外科醫師專心開刀、如虎添翼。

此話一出，有那麼幾秒，我們互相攻詰的火力弱了點。之後，這個「協調會」因午餐時間逼近而做了一些不是很具體的結論，草草結束。臨走前我很懷疑我們能在臨床上做什麼改變。

但是，經過這件事之後，不知為何，大家見面的氣氛緩和多了。果真，如人所說，吵架也是一種溝通，勝過都不溝通。別的外科醫師感受如何我不曉得，但我們就此踏上攜手合作之路。之後進開刀房，彼此會對話了。要把事情做好，就是要合作。一起做事之前，要先當朋友。

武俠小說裡常說：「冤家宜解不宜結。」

咦？好像是真的。

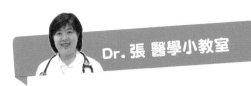
人工心臟瓣膜與口服抗凝劑

人工心臟瓣膜一般分為兩類：組織瓣膜和機械瓣膜。所謂「組織瓣膜」，是拿牛或豬的心包膜，裁切好瓣膜的形狀，架在金屬支架上做成的；而機械瓣膜主要是由兩片輕巧的碳纖維，架上瓣膜環做成的。兩者的主要差異是：組織瓣較符合人體血流動力學，不易產生擾流和血栓；而機械瓣恰巧相反，需要長期服用抗凝劑來稀釋血液，避免產生血栓。

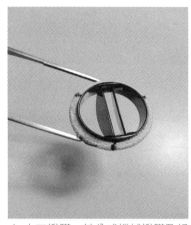

▲ 人工瓣膜。其分成機械瓣膜及組織瓣膜等兩種。此為機械瓣。目前市面上的機械瓣為碳纖維構成，結構輕巧耐用，但須配合服用抗凝劑，以免心臟攪打出血栓，造成中風。

而服用抗凝劑還要特別小心，避免食物中過多的維生素 K，會中和掉抗凝劑的作用，導致血栓；抑或有交互作用的藥物，延長凝血時間，導致出血。你會好奇：這麼麻煩的機械瓣膜，為何有人要使用呢？原因就在於，機械瓣膜久用不壞，使用年限超過二十年，而組織瓣只有八到十年左右的壽命，壞了又要更換。

目前市面上有出品號稱可使用二十年以上的組織瓣，預後由醫學驗證中，尚未列入健保給付，總結來說，此物不啻為換瓣膜患者的福音。

成人的生存遊戲

工作中，每個人的心理健康都很重要。額外的情緒壓力，會消耗體力，分散專注力，還會做出不理性的舉動。適時尋求管道協助，找機會面對面，協調、和解、定底線，主管要主動出面、保持中立，並公平裁決，對全體成員和團隊成績都有幫助。

心臟外科醫界發生一件大事。我驚訝地從新聞上得知，友院的體外循環師因受到工作上不公平的待遇（例如：長期值班支援葉克膜，請假找不到職務代理人無法請，且大材小用；想輪調他院，又得不到科主任的首肯），長期被邊緣化，最後不堪精神虐待，竟而舉刀刺傷長期不睦的女同事，事後自行步入派出所自首。

事件的女主角，所謂被害人，我並不認識。但事件男主角，即所謂加害人，是我的朋友，曾經在我草創本院開心手術之時幫過大忙，為人謙和。他怎麼會做出如此駭人聽聞失去理智之舉！？由於我也曾經嚐過職場霸凌的滋味，在了解前因後果後，我想和大家談談這個問題。

霸凌是一種惡。受到霸凌所感受到的傷害，會讓人連走近辦公室都覺得舉步維艱、呼吸困難。

霸凌鮮少被公開討論。放眼書店裡關於職場人際關係的書，都是教導如何打好上下關係、增加領導能力、自我表達能力⋯，幾乎看不見關於霸凌的討論。

被霸凌的人不見得是小孩。成人在職場上，往往也會遭受霸凌而無法啟齒。

霸凌難以界定。在工作、職場、校園⋯⋯任何的團體，當事人為求自保，往往忍氣吞聲，或選擇自我轉移陣地，或不知該如何處理，卻也都忘了蒐證的重要性。

職場霸凌在醫界並不少見，在師徒相傳的外科系統更是屢見不鮮。

這個時候，能握有仲裁能力的主管態度就相當重要。主管、同事的漠視、冷處理，不但無助於事情的化解，還會讓加害人愈來愈囂張、當事人愈來愈無助。情況會愈來愈難處理。

不妙的是，並不是每個當上主管的人都有很好的情商。尤其在醫界，某個人可能因為某些專業才華和資歷被拔擢為主管，他們可能本身就不擅長交際，而是靠階級服從來維持體系運作。但是有些主管更不可取，為了團體的利益，犧牲掉少部分人的權益，以為這樣解決問題最簡單。不處理其實到最後最容易引發爭端。

但是，霸凌是一個嚴肅、嚴重的問題。不但會造成團體運作的不和諧、沒效率，而且霸凌對當事人是一種痛，明明不合理、不公平，卻還要為了盡到工作的本分委屈求全。它給當事人帶來的抑鬱和壓抑是時時刻刻。當事人所承受的痛苦是時間的累積，不是只有事情爆發的那一天。

所以，任何工作場合有霸凌或衝突，我們一定要去面對、排解，不處理絕對不是選項。時間只會累積負面情緒而不是治癒。

兩台車子在路上擦撞，在交通法規上只有一個對錯，但是有出過車禍的人都明白，有時錯不是單方造成的。非直行車輛是否注意到幹道有來車？直行車駕駛是否已注意到有外車切入而減速？還是自己開車時也分心了、超速了，搶快了、因此停不下來？錯，只是比例多少的問題。

公平地對待自己和別人，是我們在職場上該有的原則。此外，不要當一個袖手旁觀的人。

會發生在他身上的事，就有可能會發生在你我身上。

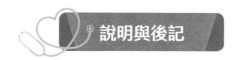

說明與後記

霸凌、被霸凌

為何我對職場霸凌這件事特別有感觸？

其實是因為我當住院醫師時也有類似的經歷。我也不是什麼討人喜歡的人物，也曾經是科裡面大家排擠的對象。

「霸凌」這兩個字是英文「bullying」來的。bull 的原文是公牛，當你被 bullying （霸凌）的時候，有事事都針對你的意思。當時去台中榮總應徵住院醫師時，我的社交技巧並不好，又愛獨來獨往，下了班就去做自己的事，有時還跟主任走得特別近（我來台中榮總應徵，

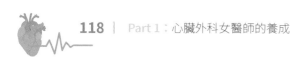

事先有請熟識的護士和主任打過照面，拜託主任多多關照），不知不覺查房時站得太前面。如有學長姊在工作上安排得不公平，我也不是會不吭聲的那一型。

偏偏我也不是會低調的人，年紀輕輕就開著進口車上下班，一口字正腔圓的國語，和當地人夾著台灣口音的國語顯得格格不入。在這樣的情況下，握有工作分配權力的總醫師學長姊，自然也不會讓我的日子太好過。有時還喜歡在下班時間 call 我，我若不回，就在外科部大肆宣揚。但是這些事情我也都忍下了，畢竟當時沒有職場霸凌的概念，在講究師徒制倫理尊卑的外科，忍耐是求生存的必要條件，就是磨練。

不順利歸不順利，我們也都長大了，各奔東西，日後在醫學會再相見，事過境遷，大家也都放下心結愉快地打招呼。現在可以講得雲淡風輕，可在當時我的內心是很不好受的，我記得那時自己每每走靠近辦公室時，會深呼吸。

隨著自己年紀漸長，我特別注意新成員在團體的融入。好的團隊首要條件就是氣氛和諧默契十足。剛加入團體的 outsider，一定要謹記：交朋友為第一優先，不是急著求表現。對方有可能一開始就釋出善意，也有可能給你下馬威。可是那些都是在找機會接近你的方式，請務必放寬心胸。沒見一隻新來狗群的狗，會讓所有的狗都紛紛過來聞聞嗅嗅？

此外，我還要呼籲，不管新成員多麼特立獨行，那都不是罪。每個人的成長環境不同，處事方式不一樣，要帶著包容的心。懲罰一個人就因為他和你們不同，那是未昇華的人性，但不是對的。

管理階層也應該要主動出面協調，而不是姑息。畢竟，經營一個成功的團隊，是每一個領導人的責任。有好的團隊，才有好的表現。這不就是身為領導人的我們最終的目的嗎？

附上勞動部職安署於二零二二年八月十八日修正之執行職務遭受不法侵害預防指引：「職場不法侵害行為自主檢核表」給大家參考。如果真有問題，務必尋求幫助。

職場不法侵害自主檢核表

1. 為維護勞動者權益，依據職業安全衛生法第六條第二項之規定，對於執行職務因他人行為遭受身體或精神不法侵害之預防，請大家自我檢視。
2. 請評估自身行為，如有上述所列項目請打勾。
3. 若所列舉之行為愈多，請注意調整對同仁之態度。

   □ 持續的在工作上吹毛求疵，在小事上挑剔，把微小的錯誤放大、扭曲。
   □ 總是批評並拒絕看見同仁的貢獻或努力，也持續地否定其存在與價值。
   □ 總是試圖貶抑個人、職位、地位、價值與潛力。
   □ 在職場中被特別挑出來負面地另眼看待、孤立、對其特別苛刻，用各種小動作或方式欺負同仁。
   □ 以各種方式鼓動同事孤立同仁，不讓其參與重要事務或社交活動，將其邊緣化，忽視打壓排擠等。
   □ 在他人面前輕視或貶抑同仁。
   □ 在私下或他人面前對同仁咆哮、羞辱或威脅。
   □ 給過重的工作，或要其大材小用去做無聊的瑣事，甚至完全不給任何事做。

□ 剽竊同仁的工作成果或聲望。

□ 讓同仁的責任增加卻降低其權力或地位。

□ 無正當理由不准同仁請假。

□ 不准同仁接受必要的訓練，導致其工作績效不佳。

□ 給予不實際的工作目標，或當正努力朝向目標時，卻給同仁其他任務以阻礙其前進。

□ 突然縮短交件期限，或故意不通知同仁工作時限，害其誤了時限而遭到處分。

□ 將同仁所說或做的都加以扭曲與誤解。

□ 在未犯錯的情形下要求同仁離職或退休。

□ 不斷要求同仁處理非公務之私事，同仁如拒絕則遭受處罰。

□ 用不是理由的理由且未加調查下而對同仁犯下的輕微錯誤給予過重處罰。

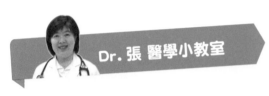

體外循環師

體循師是體外循環師的簡稱。

自從一九五二年發明心肺機，開啟開心手術的歷史之後，開心手術時就少不了體循師的協助。**約翰・吉本（John Gibbon）**醫師耗費三十年，最後在 IBM 工程師的協助下，將心肺循環機具體設計出來，讓心臟得以在開心手術期間停止跳動、接受矯正，在其間代替心臟帶動血流運行。

IBM 工程師的理想，原本是想要將心肺機設計成全自動的一台機器，但是發覺心肺機的轉速快慢、血液酸鹼平衡、灌注壓力高低、脫水多寡、離子平衡……等等問題的背後，需要很多人為經驗判斷，所以就有了專門的體外循環師的出現，以便協助心臟外科醫師在手術檯上專心進行開心手術時，在台下操作心肺機，維持患者的血行動力學。

如今，專業的體循師工作內容，更包括葉克膜的架設和調整、看顧主動脈氣球幫浦和心臟節律器等設備的操作，是心臟外科醫師不可少的工作夥伴。

新冠疫苗施打

珍貴的保護力

　　沒有一種疫苗是完全沒有副作用的。各廠牌疫苗的副作用也有多寡之分，打之前一定要考慮當時患者身體狀況是否承受得住突發狀況，也要替他們考慮注射後照應的人力夠不夠健全。這是當時我最想給所有輪值疫苗診的醫師的建議。

　　這禮拜一不小心接了三個疫苗診。科內表訂一個診，因為還人情所以答應第二個，一個不小心被院秘誤會非常有空而誤植了第三個，真的是財神爺到了（本院支援疫苗診有獎勵金加給，不無小補，此乃我人生的小確幸）。

　　週一一早來到里民活動中心的，多是打第二劑莫德納的阿公阿嬤。在台灣，疫苗是非常珍貴的東西，大家不但等著打、搶著打、還不准插隊。大家愛物惜物、珍惜疫苗資源，我非常贊同。可是，第一劑打下去後，有那麼多人不適，還前仆後繼地、爭先恐後的地要打，就令

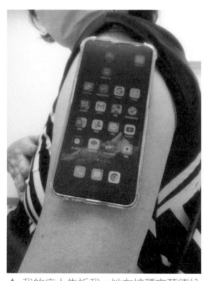

▲ 我的病人告訴我，她在接種完莫德納疫苗後，手臂就變得具有神奇的吸附力。在她手臂上是我的手機。

人心酸了。

由於沒有病歷可以參考，我們問診非常快速，只能大致了解第一劑的副作用。

不問不知道，一問嚇一跳。

有位阿姨打完莫德納疫苗，全身出現一塊一塊的瘀青，看照片，面積還挺不小的。再三和她確認，確定以前沒有發生過類似的情形？結果卻是打完才出現的。

還有位阿嬤打完第一劑莫德納，拉肚子一個月。消化道副作用是莫德納常見的一種，雖然會好，可是一個月也太辛苦了。

以上兩位老人家，我都替她們勾選不適合施打，但是，她們都苦苦哀求我讓她們今天打完算了，我只好苦口婆心地說：

「萬一出血瘀青發生在腦袋怎麼辦？」

「拉肚子太頻繁到電解質不平衡、暈倒怎麼辦？」

「還沒得新冠、身體就出事怎辦？」

「為了妳好，我不能讓妳接種。」

我的看法是：身體狀況穩定的時候接種，有時麼不舒服，才有體力恢復。

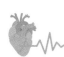

還有一位阿北，一個人拄著拐杖前來。問診中偶然聽說他上個月才去掛急診、上週才從敝院出院。我一聽，瞪大眼睛：「您得什麼病？」

「肺栓塞。」

我立刻勸退。但是阿北不死心，說：「我都好了啦！」護理長還在一旁小聲提醒：「和血栓、肺栓塞發生比較有關的是 AZ 不是莫德納啦。」她怕我搞錯了。唉，這點我曉得啦！但那不是我反對的點。

我繼續耐心地說，「阿北，才剛大病出院，身體還是不太能受刺激，晚點再打嘛！」

阿北很生氣：「啊什麼時候可以再打！？我排很久欸！」

也是。我們國家當時因為疫苗買得不夠，製造這麼多恐慌，也是無奈。可這也是暫時的。

最後我有點動搖了，問他：「阿北，您跟誰住？」

阿北說：「我一個人住。」

這句話徹底斷了我放行給過的念頭。萬一他出事怎麼辦？我總不能讓他的里長在他打完好些天後、公寓都發臭了才破門而入吧？疫苗短缺，期盼之情可以理解，但是身體打完能不能承受得住是另一回事。

我硬是拒絕了他。結果他很生氣：「早知道不要告訴妳！」

還有兩位阿姨，打完莫德納會癢。我再三確認：「是只有手臂注射的地方嗎？」（有時，注射技術不良，局部引起發炎是常見的。）

不是。阿姨比劃的是全身。

我只好拒打。

不出所料，阿姨又再度哀求：「已經都好了欸……。」

我說，我不是在刁難妳，這是過敏反應，不是我們要激起的免疫反應。莫德納的第二劑反應通常比第一劑大，這次只是全身癢，下次是過敏性休克怎辦？

「蛤！？那我還能打什麼疫苗？」

那時我回：「打 BNT 啊！或不打也可以，總比以為健康卻出事好吧？」

如果某顆抗生素會讓妳發癢，妳都能明白是過敏，提醒醫生不要開，那為何疫苗不是呢？

但是其實我非常同情她們不會上網預約的麻煩，看似方便的預約軟體，對手機操作不熟的老人家是不方便的，何況久久用一次？

不要說我媽了，連我都不會用。當初我只是因為身為在醫院工作的一員，疫苗到了我就拿著健保卡跟著去排隊，才完成接種。何況，我也沒有想要精通各種新穎軟體、跟上網路時代的野心啊！

總之，我過了一個筋疲力竭的禮拜一上午，看了三百多號，退貨八個患者。

當護理長跑來問我們：「今天怎麼退貨這麼多人啊？」我正脫下悶得酸臭的隔離衣，一臉疲累，無力開口回答。

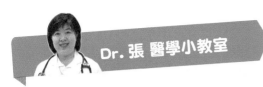

新冠疫苗的副作用

在我們國家的疫苗採購到之前，致死率高的 Delta 新冠，已流行起來。當時我們靠友邦贈送或購入的疫苗是 AZ 疫苗，普遍使用於第一線防疫人員。後來陸續購入其他廠牌疫苗，最先到達的是兩百萬劑莫德納，優先給孕婦和老人使用。

AZ 的副作用主要是凝血功能變異，容易產生血栓；莫德納副作用主要是腸胃道，拉肚子的不適；BNT 副作用不多，可是在青少年身上仍有發生心肌炎的案例。而且當時 BNT 沒有貨，大家的選擇不多。

莫德納雖然比較起來副作用較 AZ 少，但在我看疫苗診期間問診之下，還是聽聞不少我前所未聞的副作用。比如，在注射過莫德納疫苗的人身上發現凝血功能不良。這件事就讓我深有警惕，不可因為接收到的資訊造成刻板印象、遺漏其他副作用的問診。

誠然，沒有一種疫苗完全沒副作用，而且疫苗量少，當時大家都擔心打不到。但是我評估後，還是決定盡量讓目前身體狀況不穩的人暫緩。畢竟，打疫苗是為了預防疾病，但疾病都還沒染上，先被副作用拖垮健康，不是我們的初衷。

當我在支援疫苗診的時候，很多診都不是開在醫院裡，可想而知由於電腦連線不易，我們無法看到患者的雲端藥歷，也無法得知患者有什麼過去病史，所以，除了詳細地問診之外剩下就是看面相了。

評估疫苗診問診不能馬虎。尤其是年老的民眾，疾病多，一針疫苗下去會引起身體的免疫激活反應，還有大大小小可能的副作用，是

生理上的壓力與挑戰，自然是要挑選身體狀況穩定的時候施打。剛大病初癒或剛打過別的疫苗（例：肺炎鏈球菌疫苗）的人，就不適合讓接種時間太近。

打新冠疫苗可以降低得重症的風險，但是身體狀況不佳的人可以選擇不打，而是讓週圍的照顧者或同住家人施打，也一樣具有保護力。此外，疫苗就是藥劑。此種疫苗成分會對身體產生過敏反應，下次就避開，選擇別種疫苗，以免第二次接種造成更大的休克等過敏反應。

目前我國除了已進口次世代疫苗外，還有**口服抗病毒藥**Molnupiravir 和 Plaslovid。這些口服抗病毒藥，可有效降低體內病毒量，讓我們除了戴口罩、打新冠疫苗之外，生命更多了一層保障。換句話說，無論有無打疫苗，在感染新冠之後，仍有口服抗病毒藥做為保護力的最後一道防線。

打疫苗是為了防止新冠肺炎帶來的死亡。但是因為畏懼新冠而勉強接受疫苗的副作用和不良反應，實在是本末倒置。全國一起支援疫苗診的同業一定要謹慎把關才是。

此外，疫苗的副作用各式各樣，也絕非固定不變，如 AZ 疫苗易引起凝血功能的不良反應，但不代表莫德納就不會。身體在接種後如有不適，儘快就醫才是王道。

機場戳戳樂

醫療互動中，醫護人員有可能隨時面臨民眾口頭或肢體暴力的威脅。身為執行醫療業務的我們，該如何自保？

某次去機場參加 PCR 篩檢，發生一件很不愉快的事。

根據過去以往的經驗，通常是歐洲或美洲的旅客在戳鼻孔時比較會鬼叫，採檢棒才剛接觸到鼻道就誇張地又叫又逃。我一向很輕柔，通常我會搭著旅客的肩膀讓他們靠著、仰頭、閉眼，告訴他們我要從左邊鼻道進去，輕輕放好，適應一下，再轉個兩三圈出來。

各位可能不知道，採檢棒有個設計，上面有刻度，伸進去鼻孔到達這個刻度，才算是到達鼻腔、採檢得夠深。否則一切都是做假的。

可是當時我卻遇到一個非常糟糕的台籍旅客。五十幾歲的中年人，打從一開始就可以感覺到他全身僵硬，不肯配合抬高額頭、一副「我這樣就行了」的模樣。放採檢棒中途更是把我的手一把推開，大叫：「怎麼放那麼深！？我去過這麼多國家都沒有放那麼深！太扯了太扯了！」

我心想：「只有你出過國？」

你不要以為你戒指戴得比較大顆、染了頭髮，你就叫作「有見過世面」，而別人都是土包子。

我的手懸在半空中，等他冷靜下來，溫柔但堅定地跟他說：「你放輕鬆，我會慢慢來。」

他問我：「不是戳過左邊鼻孔了嗎！？」

我說：「不夠深。」

我再戳了一次右邊鼻孔。這次夠深了。

我說：「好了好了！結束了，很棒。」

他顯然很不悅，採檢棒抽出來時還用力甩頭，眼睛怒目而視，坐在原地不肯走，一副要找人算帳的樣子。連我轉身折斷採檢棒準備封口都可以感受到他的敵意。這敵意不是用文字可以描述的，但是站在現場就可以感受得到。大概看現場採檢人員都是女生好欺負吧？

我當然知道他心中的不悅，可我多老了，我誰？我會讓自己吃虧嗎？愈理愈有事。我神態自若地向後面排隊的旅客喊：「下一位。」

我行使的是公權力，我代表國家、航警局在做事，你若敢把不滿發洩在我身上，那你就挑錯人了。

既然旅客被要求核酸檢測必須陰性才能上機，大家知道為何還有那麼多境外移入的案例嗎？其實是之前的 PCR 戳得太淺了，驗得都是假陰性。而現在採檢棒做得很細，比原子筆筆心還細，只要鼻道不要用力夾緊而讓棒子提早觸到鼻黏膜，其實沒有那麼不舒服；很多人有鼻中膈彎曲，遇到一邊不順，換另一邊，一定空空蕩蕩，很好進。放著讓患者適應一下，鼻涕自動會分泌，然後轉兩下就撈到了。

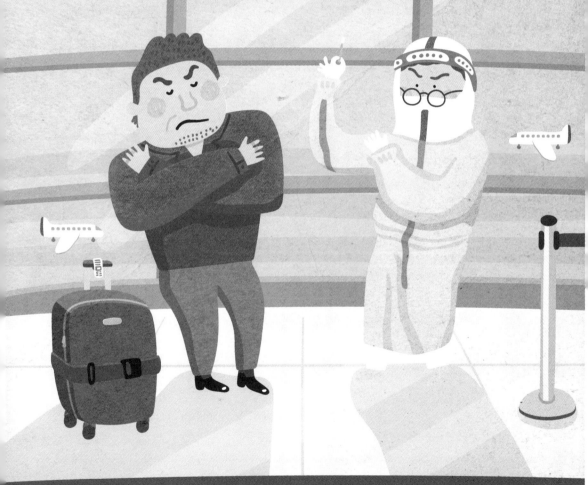

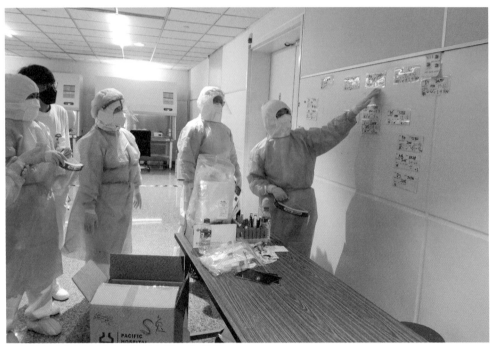

▲採檢前由指揮官說明行前教育與工作分配。

　　我們怎麼知道？因為，我們身為採檢人員自己一週也要戳兩次，一次口腔一次鼻咽，連續兩個禮拜。

　　我不想以「穿著防疫裝滿身大汗」、「冒著感染的風險給大家採檢」有多辛苦來綁架大家，我向來不是走悲情路線的。可是，對執行任務的人不禮貌甚至威脅，那就踩到我的底線。記得在國外，執行勤務的交警，不論男女，都很有威嚴，而威嚴不是因為配槍不配槍，是人民的素養給的尊重。

　　機場採檢我不會再去了，我的班已上完。可是那些認真採檢的小女生呢？她們會保護自己嗎？

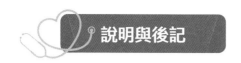

說明與後記

醫療法關於醫療暴力條文——第 106 條

1. 違反第二十四條第二項規定者，處新臺幣三萬元以上五萬元以下罰鍰。如觸犯刑事責任者，應移送司法機關辦理。

2. 毀損醫療機構或其他相類場所內關於保護生命之設備，致生危險於他人之生命、身體或健康者，處三年以下有期徒刑、拘役或新臺幣三十萬元以下罰金。

3. 對於醫事人員或緊急醫療救護人員以強暴、脅迫、恐嚇或其他非法之方法，妨害其執行醫療或救護業務者，處三年以下有期徒刑，得併科新臺幣三十萬元以下罰金。

4. 犯前項之罪，因而致醫事人員或緊急醫療救護人員於死者，處無期徒刑或七年以上有期徒刑；致重傷者，處三年以上十年以下有期徒刑。

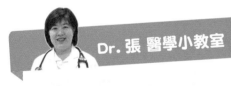

Dr. 張 醫學小教室

安全採檢

　　採檢是一件不安全的工作，除了比別人有更高的機率被病毒感染，還有很大的機會被被採檢者嫌棄。採檢時我們會有人行前教育。但是，每個人的鼻道構造不盡相同，採檢人員的熟練度也不一，很難做到人人滿意。即使如此，給防疫人員基本尊重一定要有，這是行使公權力執行任務，任何口頭或肢體暴力威脅是不被允許的。

寶貝

國中生活離我有點遙遠。但是，這群孩子們還是喚醒了我的記憶。不知道小時候的我在別人眼中是什麼樣子？

給國中生打疫苗是一個有趣的經驗。

那天下午打的疫苗是 BNT。孩子們被帶隊走入體育館坐下，安安靜靜，現場氣氛一片肅殺。像極了一群還沒準備好就要上戰場的士兵。偏偏我們的護理長是個認真控場的人，她拿著手持麥克風對孩子們不斷地廣播：

好～不要緊張，待會兒輪到打針時深呼吸三口氣，回去要多休息哦！一天喝兩千 C.C. 的開水……

孩子們噤若寒蟬。

我有股想把麥克風搶過來的衝動，心想：求妳不要再講了。連我都怕了。

幸好，看診開始後，小朋友們天真又自然的個性才展露無遺。有的孩子天生膽小，步閥又小又慢，額頭的瀏海幾乎蓋住眼睛；有的孩子傻傻地，走過來一副不知道要發生什麼事；體育班的孩子最有趣，

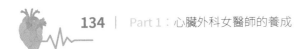

天生樂觀活潑好動，蹦蹦跳跳地來看診，一點也不怕生，這姿態可不是裝出來的，看了就讓人放心！😊

為了緩和緊張的氣氛，本來要衛教的我改為問孩子們問題，轉移注意力：

「期中考要到了嗎？」

「你們下一節什麼課啊？」

「不要怕，考試比較可怕，打針還好啦！」

愁眉苦臉的小朋友們一下子叫出來：

「我寧願考試啦！」……然後就嘰嘰喳喳地聊開了。

我在心裡大笑。

很好，正合我意。請繼續。

有的孩子很聰明，見我是個可以開口發問的醫生，問我：「不喝水，喝湯可不可以？」

我說：「當然啦！都是水，喝珍珠奶茶也行！」

「我媽媽說喝珍珠奶茶不好。」

我回答：「今天例外。」

這下小動物們可樂了，開始認真地討論起今天回去要吃什麼。哈！我成功了。

聰明的孩子機會就是比較多。聰明、勇敢、鎮靜，舉一反三。

還是一樣，天性如此，藏不住。

看診結束，我們打包好一切上車。一個下午，兩組人打了六百多個小朋友，一人看了三百多隻小動物。當乘坐著的交通車緩緩駛出校門，看著路隊同學早一步下課走向路口站崗，剎那間，我彷彿也回到了小時候。

我才發覺，今天回家時我嘴角是上揚的！

安心做個寶貝孩子吧！

自從那次疫苗診之後，我愛上給孩子們打疫苗的診次。

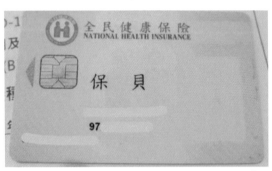

▲ 去給國中生打疫苗。無意間發現一位同學叫「保貝」，覺得驚奇又有趣。

我在他們身上看到了小時候的我。還記得國小畢業，升上國中，剪去了心愛的長髮，我告訴自己長大了，要和哥哥姊姊們一樣，開始永無止境地讀書、考試，升上國中競爭變激烈了，我要勇敢。現在看著他們，其實，大家都還很小嘛！那時候的我應該也是。

疫苗診當天，其中一個孩子在愈走愈靠近的時候，愈走愈慢，最後害怕地哭了出來。我幾乎是出於本能地抱住她，也笑出來。沒事的、沒事的！害怕很正常，會哭一點也不奇怪。因為，妳還只是個沒多大的孩子，有我們在，今天就安心做個寶貝孩子吧！

| Part 2 |

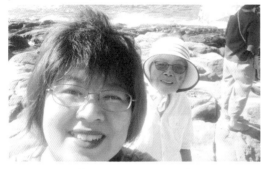

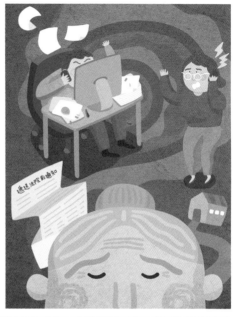

50⁺的
熟女醫師
機智生活

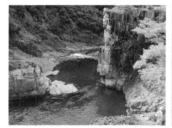

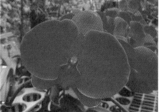

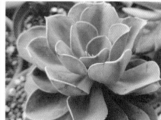

與長輩有智慧相處

失憶的長青樹

眼前這個失控的患者我想了好久還想不起來她是誰。她就是之前那個每次來看診都笑嘻嘻的老人嗎？

某天，看到幾年前的一個老患者被帶來診間。她已經很久沒來門診了，久到我幾乎認不出她是誰。但看名字和家屬，我還對她有印象，因為她除了有主動脈瓣狹窄的心臟病，她也不知被哪位醫生診斷有憂鬱症。可是每次她來診間，都笑嘻嘻的，一臉天真又無憂無慮的樣子。當時，我常跟她兒子開玩笑：這是哪門子憂鬱症？那時的她可以和我們對答，我們笑，她也笑了。可如今，她八十歲，失智了。

被手術耽誤的終命

我問她兒子，怎麼這麼久沒來？她兒子支支吾吾地說，之前主動

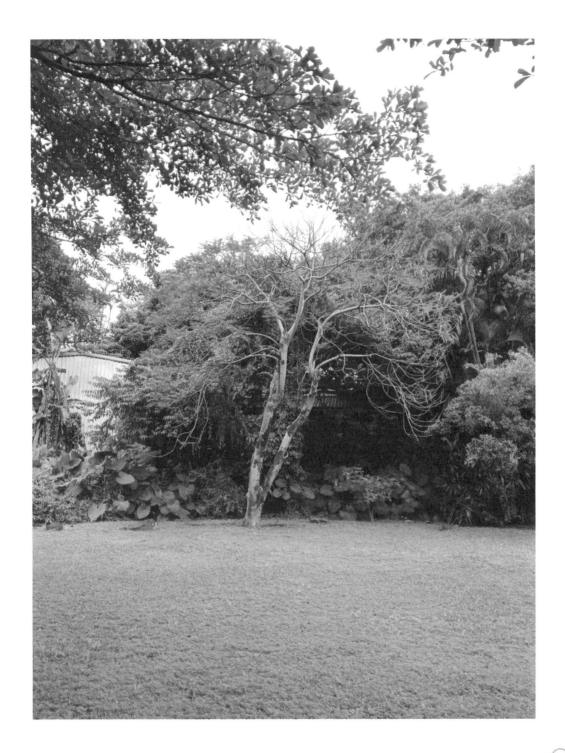

脈瓣鈣化狹窄，血壓高得很高、低得很低……「所以？」我問。

所以，有人建議他們去一家醫院中心做血管內主動脈瓣瓣膜置換手術。而現在，患者已經失智了，不聽安撫，會亂吼亂叫，帶出門有困難。每每帶去醫學中心回診，路途遙遠，候診時間長，場面無法控制，醫師看診的時間又短，所以他們想回到本院就近拿藥。

這手術是兩三年前完成的。這是一種最新的血管內瓣膜置換術，只要在鼠蹊部開一個不到 10 公分的小傷口，將瓣膜支架的導管放入股動脈，在血管攝影的透視引導下，一路送達主動脈瓣的位置，瓣膜即置換完成。對患者身體的破壞力遠比開胸手術小多了。各家醫院都在爭取做這種手術的設備和資格，我們醫院也不例外。

可是，我好奇的是，之前她七十幾歲的時候，不是說不想再挨刀嗎？而且，那時她還有自己的意志，她自己不想再開刀的，所以我們達成不開刀的共識。而且據我所知，患者在未達八十歲時，做這種手術要自費一百多萬，以她當時的年紀，他們一定是自費完成的。我問她兒子，她的心臟當時有特別不舒服嗎？有胸悶嗎？我的疑問是，要手術除了要有錢，最基本的還要有症狀，才需要處理。她有嗎？她兒子支支吾吾地，講不清楚。

我可以想像得到，意願一半是出自家屬的孝心，一半是醫師的勸說助攻吧？這家醫院在醫學會上提出的案例數很多。這家醫學中心我也曾去朝聖過。有次在醫學會上，看著學弟意氣風發地報告著自己成功地經皮導管置放主動脈瓣的案例，讓我們很是羨慕。他說，有位患者成功置換三年了，從患者還未失智，到現在已經失智了，瓣膜還運作得好好的。說時，帶著幾分得意。現在想起來，那該不會就是眼前我這位患者吧！？

會謝的花最美

現在，患者失智了，成日由三個兄弟的家人帶著外傭輪流照顧。我實在不知道這樣的決定到底是好是壞？就算心臟瓣膜嚴重狹窄，雖然有生命危險，可是患者已經高齡，也沒有不舒服，她最終的命運就是猝死，這個我們每個心臟外科醫師都明白。坦白講，不開刀也可以是一種選擇。畢竟，每個老年人都要選一個方式離開這世界。若讓患者長壽到失智，實在太無奈。

我們人的器官，再怎麼保養，就是活不過一百年。整修完這個，整修那個。最不能修的是腦袋。一台車從新開到舊，修到不能修，就換了。一個人的器官用到不能用，就去重新投胎。園子裡的植物，再怎麼呵護，還是有枯掉的一天。人也一樣。有緣，我們下輩子再見。

她的兒女都是很孝順的人。但是就是因為他們太孝順了，所以被傳統孝道觀念束縛了。這種問題應該要早早接觸相關訊息，並且討論，及早建立共識。

老患者在位子上驚恐而忸怩不安的問：「這是哪裡！？我們要回家了嗎！？」雖然她兒子像哄孩子一樣耐心地回答：「這裡是醫院，我們就要回家了，再一下下、再一下下！」可是她還是反覆地問個不停，看了實在很心酸。

我覺得她錯過了離開這個世界最好的時機點。一個從以前就認識、傻傻、笑嘻嘻的患者，到現在一到陌生的環境就驚惶不安的老人，我不禁要問：患者接下來的生活品質在哪裡？患者家屬的生活品質在哪裡？患者的長壽到底是我們這些醫師的榮耀還是恥辱？

花會謝，才是美。好好過日子吧！生命結束離開地球時，帶著足夠的回憶就夠了。

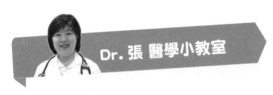
Dr. 張 醫學小教室

主動脈瓣狹窄、長期照護的終點

主動脈瓣狹窄

在上文提到主動脈瓣狹窄會造成心壁增厚、心肌供氧不足、心絞痛等症狀，還會進一步造成心衰竭。研究指出，當患者出現心絞痛的症狀，平均壽命剩四年；出現暈倒，平均壽命剩兩年，出現心衰竭，平均壽命剩不到一年。手術矯正是在患者有症狀時才考慮，至於沒有症狀的患者，除了超音波看到瓣膜明顯狹小 (<0.6cm2) 以外，還要伴隨心臟功能下降和主動脈瓣前後壓力過大，才考慮替患者手術。

近年來隨著醫學進步，有所謂「經導管主動脈瓣瓣膜置換術」的崛起，標榜主動脈瓣的更換無須經過開胸，而是經過設計可以自由收放的人工瓣膜，利用導管經由主動脈送達心臟置換。這無疑是高風險患者的福音，但目前因成本高、健保沒有給付，而未普及。

長期照護的終點

我國即將在 2025 年進入**超高齡社會（super-aged society，65 歲以上人口占總人口 20%以上）**，使得老年醫療成為我們時刻應該要準備的課題。

有一個很重要的問題是：醫療手段將在何時停止，以免患者進入不自主生活的階段？（例如：失智、仰賴呼吸器、長期臥床的生活）長期照護會讓患者和家屬生活品質下降，這對任何一方都是不公平的。為醫者要審慎的考慮你的患者需要的是什麼。因為，這就是我們自己的將來，到時候我們希望有怎樣的老年醫療照顧我們呢？

人參禮盒

我們都不希望成為別人的負擔，但無奈人都有最後一哩路。當長期照顧變成彼此的枷鎖，愛還在嗎？

去新屋看診，患者送我一盒養氣人參，說要給我補身體。

咦？我又不是患者，送我這個幹嘛？

老人家有心事，還沒聊多久，真相就大白了。原來，常常帶她來看病的那個大兒子，跟老爸大吵一架，就去了大陸，也不連絡了。

標準的情緒勒索

家裡的成員除了九十歲的患者老公，和八十二歲的患者本人之外，還有退休、五十多歲、單身的大兒子及二兒子，以及嫁出去的女兒。大兒子學歷高，退休得早，脾氣好，平常侍奉兩老；二兒子脾氣差，調回新屋鄉任教沒多久，就跟同事處不來，於是提早退休。二兒子雖不缺錢，但是老爸時不時塞個一萬塊給他零花。聽起來，受寵的是老

二，付出的是老大。

這次老哥負氣出走，讓老二嚷嚷著他也要出去，因為照顧父母的擔子 就要淪落到他頭上啦。患者說得一把眼淚快掉下來：「他也不想想，他老爸九十歲了，還能看幾眼？連個電話都不回……」

我連問都沒有多問，就告訴她：「叫妳女兒打個電話，求妳大兒子回來吧！」

長期照顧是一件苦差事。我國人民老年以後長照的錢，是人民年輕時自己工作賺錢存的，存不夠花，就要兒女出，就算有錢付，請個外傭幫忙，家裡也要有年輕人坐鎮指揮。長照基本上不是只有錢的問題，還要人力。

長照當然會耗費主要照顧者的心力，角色通常落在未婚子女身上，嫁出去的不用負責，擺爛的也輪不到他管，大兒子在這種情境下，自然心裡早已不好過。再加一句氣話，剛好甩耙子，不幹了！

孩子不計較！

唉，人都有老的一天。為人父母的，也別老想著用親情勒索就能使喚這個「己身所從出」的一塊肉。往實際面想，的確，現在只能靠那個能靠的，講話別逗口舌。既然有人願意付出，我們也得感謝。物價早已今非昔比，子女現在付出的供養費，將來未必付得起自己的養老費。任何人的犧牲都應該被重視、感激，不是只有當年的養育之恩值得一提再提。

另外，二兒子大了，就別縱容了，早早叫他出去獨立。不能幫上

忙又老撿便宜，任誰看了都心生不平。

最後我還是要和大兒子親情喊話一番，國家經濟實力衰退，長照的擔子落在你我身上，是國家對不起你我，不是父母對不起你我。但是，這時去追究誰是誰非，不但無濟於事，還苦了自己的爸媽。

希望年輕的趕快回來，而老的也別嘴硬，遊手好閒的滾出去，大家和和氣氣，不愉快也要平靜，才能過日子嘛！

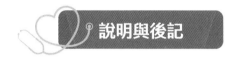

超高齡社會的來臨

所謂**高齡化社會（aging society）**，是指 65 歲以上人口占總人口達 7%；達 14%，稱為**高齡社會（aged society）**；達 20%，稱為**超高齡社會（super-aged society）**。我國於 2018 年已邁入高齡社會（65 歲以上人口占 14%），預計 2025 年邁入超高齡社會。這是個隱憂，因為台灣的生育率最近幾年一直是全球最低，這個問題還會惡化下去。

在少子化加高齡化的今天，健康的身體，才是留給子女最好的禮物。此外，和諧的家庭氣氛是要全員共同創造的。長期負擔父母照顧角色的子女，別忘了照顧自己的身心。

若同住一個屋簷下容易起摩擦，搬出去住在附近也可以，一方面顧及得到父母的照顧，另外也讓彼此有空間生活，不失為一個調適的好選項。

柑橘禮盒

照自己的意思活是幸運的。畢竟，上帝給了我們每個人奔跑的權利。

來講橘子的故事。

昨天我看門診，來了個洗腎患者，阿嬤，七十八歲，給我帶了一大箱橘子，要來謝謝我。打開一看，是很好吃的茂谷柑哦！

財富自由，不開心！

我問她為什麼？我心想，我只不過給妳放了一個洗腎管，一個小手術。我們認識不久啊！

因為接下來沒患者，我們就聊開了。我說：「我媽八十歲，跟妳差不多大欸！」她說，大家都對她很好，洗腎室的工作人員對她超好，她送醫師一人一箱橘子，護士一人一斤糖果（哇！我也要。糖果我也喜歡！）

我說：「妳為何對大家那麼好？」

聊著聊著，她說，兒女都成家，不是董事長，就是博士，或是老師。

她有三棟房子，一棟收租五萬，另一戶兩萬，再另一戶一萬，一個月收租八萬。

我只能：「哇～～～」羨慕她的財富自由。

然後我說：「那妳應該很開心！」

她說：「不，我不開心。」

她說她老公很有錢，她們住別墅（聽到這裡我還是只有「哇」的分），但是她老公從年輕花心到老，風流不斷，老年時還在浴室和外傭洗鴛鴦浴，被她抓到。可是，兒女都不信，他們在家都有裝監視器，天知道他們為何都沒看見。她好無奈又好生氣，最後只有選擇原諒。不然她要去哪兒？

她每次回去祭拜她的亡父，手裡拿著香都在罵她父親：「為何把我嫁這個人？」

父親生前的回答是：「那是為妳好。我們家六個小孩，四個女兒當中，就妳最漂亮。」說到這裡，我不用仔細看也看得出來，快八十歲了，口罩後面，是圓圓的眼睛，秀氣的鼻子。嗯，她真的很美。

她爸說：「家裡補漁，兩甲地，嫁給鄉下人，妳會種田種死。」

可是，嫁給一個不忠於自己的丈夫也不是她的人生職志啊！所以她很氣。

後來她大兒子把老爸接去住，她和二兒子住，老公失智，由外傭（不同的）照顧。她想去看他，孩子們都說不准，怕是擔心吵起來。

所以，我們講了一個鐘頭。

因為愛啊！

人哪！都是照自己的意思活才開心，不是要別人認為好的就是好。你會好奇：為何她還想去探望她老公？是想開扁嗎？

我很清楚她要什麼。她要他的愛與依靠，一種專屬於她的愛情。她關心他過得如何，就是愛的表現。我很想告訴她的兒女，就讓她去看望失智的丈夫吧！如果沒什麼生命威脅的話。

因為，那是她要的。一個真正滿足、幸福的人，是不會送一個認識才一個鐘頭的醫生一大箱橘子的！

回家以後，我對老公感慨良多地說：「我們人哪，要照自己的意思痛快活一回……」

沒想到我那口子輕蔑地看了我一眼：「哼，我早就在這樣做了。」

咦？可惡，他怎麼比我聰明！？

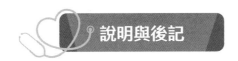
說明與後記

愛、陪伴與支持

在我生命當中其實出現過不少感情無依靠的人，每每在我成長的過程中給予豐富的支持。

我是一個年紀輕輕就北漂上來闖蕩的青年，由於家裡早早進入長照家庭（我哥很早就自體免疫疾病發作，從我高中時期起進出醫院多

次），疲於奔命的父母給我的情感支持有限。所以週圍同儕的支持就成為我情感的養分。

記得在當住院醫師時，有一位加護中心的護理師姊姊對我特別好，大我十二歲，生肖和我相同。她常常上大夜班，而我們住院醫師待在醫院的時間很長（住院醫師有打也打不完的病歷），我們常常在她上班的時間邊聊天邊做事。有時她還會煮魚湯給我喝（一整條虱目魚喔！沒有去頭去尾，大到像隻貓躺在鍋裡），下班後若我倆都有空，我們還會相約出去晚餐。

有一天，她看起來表情比較心不在焉，當時我並未發現有何異常。聊著當中，她突然冒出一句：「玉蓮我離婚了！」然後就痛哭了起來。我很詫異，年輕的我不知怎麼安慰。原來她離婚好一陣子了，早在認識我之前。以前常常聽她提到三個小孩、忙著接送孩子上下學，我還以為她家庭美滿、生活充實。殊不知她要見到她三個孩子很不容易，尤其是最小的兒子。

這種情感和時間的大空缺，使得她常常對外人如我付出她的溫暖和照顧，我則是因著她的慷慨付出而受惠。從此我開始留心起身邊特別溫暖友善的人。這當中當然不乏天生自信溫柔的人，但是，也有不少情感空缺無依的人更需要別人相對的付出與回饋。

很妙的是，在我的朋友當中還不少人來自單親家庭、多元家庭，或父母疏於照料的小孩。而我們人與人之間像一塊塊拼圖，互相彌補，陪伴著彼此長大。

所以，當這位患者想要聊，我很自然地把時間撥給她。我能給的陪伴有限，但是，仍願妳今天平靜快樂。

好書介紹一：
《一直喊不舒服 卻又不去看病》

如何幫助父母面對老後的生活是一門學問。為了我們這些為人子女的更能進入狀況，若有一本淺顯易懂的指引書拿來看看也不錯。希望分享給大家，老吾老以及人之老，互相提醒早早做安排。

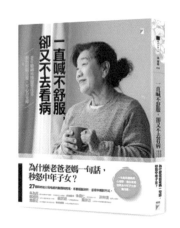

這本書很不錯，書名就叫作《一直喊不舒服 卻又不去看病》。作者是精神科的蔡佳芬醫師，適合給所有為人子女的看。為什麼我要介紹這本書給大家呢？因為，照顧年長的父母，是我們每個中年人的必經之路（除非你是孫悟空，從石頭蹦出來）。而年長父母的心態我們如果不了解，照顧起來就會事倍功半，爭執不斷。

對父母：孝而不順

在這本書中，有很多很好的觀念，還有很多個案舉例，閱讀起來很容易。請原諒我懶得寫，書摘要是由我寫，書一定賣不出去。但是，很多觀念很符合我個人過去照顧父母的經驗。而我個人受益最大的一

句話，就是「孝而不順」。

因為我過去老是糾結於傳統「孝＋順」的概念，做事不會轉彎，搞得自己筋疲力竭。之前，我母親不想離開南部北上跟我住，非常反對搬家，每每將他們接上來住，過一陣子母親就會帶著父親偷偷跑回去南部。但是隨著父親失能愈來愈嚴重，就醫愈來愈頻繁，我不得不將父親接上來北部並強留下來，以便就近照顧。

隨後幾年，我南北往返，陪母親收拾老家，最終也將倔強的母親接來北部。而母親這幾年也開始出現失能失智的現象，同住使我們方便就醫和照顧。這幾句輕描淡寫，但不足以形容我們過去所經歷的衝突。這是一個痛苦的回憶，讓我不想多提，直到同事跟我聊到這個話題，我除了將自身經驗拿出來鼓勵她以外，我還跟她分享這個「孝而不順」的原則。而這個原則來自蔡佳芬醫師的書。

另外，侍奉父母，要多聊天，用 line 最方便。這也是本書提到的好方法。現在還可以設成靜音，你媽寫一串，有空回兩句，他們也安心。如果像我媽連老人機都不會，那就想到就打電話吧！溝通久了，彼此就會有默契，真的在忙，就可以快快結束對話，否則做媽的就會一直打，或一次講很多，相信我，這樣下去你會愈來愈不敢接電話，還會被你媽一天到晚嫌不孝。

我們的工作很忙，但是，我們仍有能力一心多用，用各種社群媒體和自己的朋友聊天，讓彼此了解近況，連開會、上課也不例外，嘿嘿，你懂的。

各位，記得不要已讀不回父母的訊息。我知道兼顧家庭和工作本來就難，所以書上教我們放輕鬆，做不完美沒關係，但有做總比沒做好。

對自己：獨老也要善老

　　另一個族群是沒有後代的中老年人。門診來了一位六十多歲女性，來看腿上的皮膚病灶。坦白說，我一開始就明白她腿上的病灶與我的醫學專業無關，但是，情緒大大地影響了她的健康，以至於小毛病不斷。單身、獨居的她，年輕時獨力照顧父親，現在父母都已過世，和自己的兄長、妹妹不常來往，也不好意思「打擾對方家庭」。

　　她沒有異性朋友，也曾試探性求助同性友人，朋友叫她去問社會局。她感到心寒、憂鬱。我從一開始就明白她的憂鬱和焦慮，她的情況不是個案，其實普遍得很，單身子女因為被其他已婚子女託付照顧年邁父母的責任，而無暇照顧自己的人生。

　　我告訴她，去找社會局也不見得是壞事。根據我個人的經驗，我建議她從長照單位問起，畢竟每個政府為求業績，都會推出一串人民福利的政令，隨著預算的追加，照顧的年齡和資格會下修，只是民眾不知有哪些可以利用而已。找到管道自己付費也無妨啊！總是先立案，日後才好「升等」。但如果別人都不知道你的存在、你的需要，又怎麼照顧得到你呢？

　　我們每個人都會老，先為自己做準備，只有更好不會更壞。過去十年與父母一起步入老年的經驗，希望能帶給大家一點幫助。而蔡醫師的書《一直喊不舒服 卻又不去看病》，更是無痛學習的好指引。分享給各位。

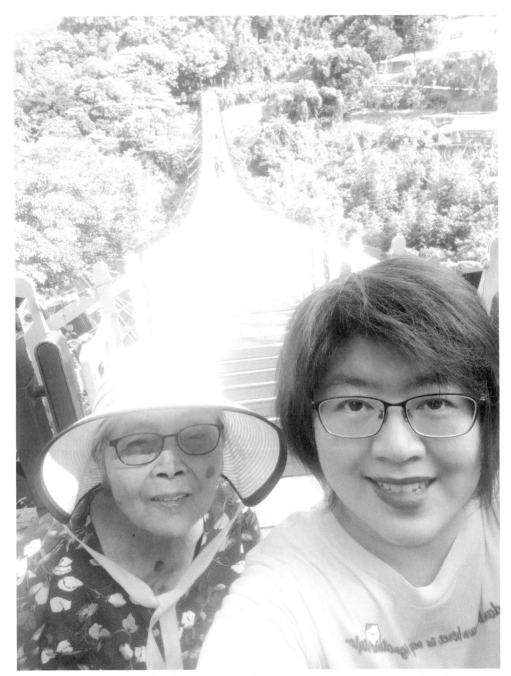

▲ 和張媽媽到內湖白石橋半日遊。母親搬上來北部以後，我們有很多時間一起出遊，彌補了過去在外地工作沒有機會相處的時光。

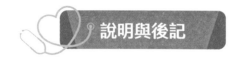

孝順的距離

　　我想不少人一定跟我一樣離家在外討生活，久而久之和父母分住兩地，生活習慣也大不相同。在父母老了之後，我們往往需要將父母接來同住或住附近，以便就近照顧。因為東方父母，很少能適應安養中心或老人合宜住宅的安排，而且他們的需要往往大過現在政府福利能提供的。

　　大家遇到的第一個問題是父母難以適應新環境，希望回到過去的居住地。可是，我們都深知正在發展工作的我們，鮮少能遷就父母搬回去原生地。於是，趁父母還尚有部分自理能力的時候，及早幫助他們適應新環境是一個愈早開始愈好的過程。

　　適應新環境不容易。試想我們自己當初出外發展，是否也花費不少心力適應當地的購物消費水平、消費型態、物價和天氣！因此，除了要有同理心和耐性之外，還要花時間陪伴，以減少父母的不安全感。我媽就非常嫌棄北部高昂的物價和陰冷潮濕的天氣。

　　最初上來小住，每每要我在離開南部前大採買。我也心知肚明這不是長久之計，但仍然照著她的意思大採買，再利用自己的小車運上來。往往在「存糧」吃光前，媽就會坐火車偷溜回南部。她總是到家才打電話給我，搞得我抓狂又生氣。但是，跟她相處之間我知道她自理能力開始變差了，她會明顯忘記她剛剛才問過我的問題。

　　於是，我採取分階段的方式，先讓她搬到離台南舊家較近的高雄，那裡有我已經裝修好，也較安全、便利的房子；同時，那裡離母親娘

家的親人較近，相對有個照應，她就願意了。

　　接著，再將母親以半哄半騙的方式接來北部同住。我花了很多時間幫她習慣美容院、菜市場、雜貨店，也幫助她上銀行處理她所最擔心的財務。在漸漸適應北部生活以後，她甚至比我還知道去哪裡買菜。

　　前幾年，台南因地震而引發維冠大樓倒塌之際，我除了為同為台南人的死傷者感到難過之外，也慶幸父母已搬來與我們同住，我可以第一時間就知道他們的安好。這是我近幾年感到最欣慰的事之一。

好書介紹二：
《我媽的異國婚姻》

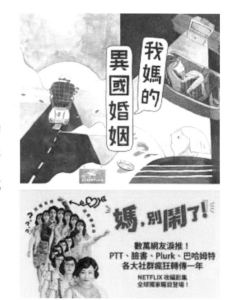

我總是對相關家庭氣氛成員感情的書特別有感覺。從這些作者的字裡行間，了解到世上沒有完美的家庭，我也該勇敢地去面對我的家人。

一口氣看完了陳名珉的《我媽的異國婚姻》一書。很感動。也覺得作者陳名珉是一個被媽媽情緒勒索窮蹭蹭的倒楣子女。

內容簡介

之所以共鳴那麼大，是因為我自己也是多次被逼要收拾爛攤子的那個成員。要收拾爛攤子可多了，其中一個是我那擅長情勒老爸、老媽的大姊。大姊從小是長孫女，也是張家這一輩第一個小孩，脾氣任性火爆，做事不想後果。她之所以會這麼囂張，是因為從小被寵壞了，

老爸、老媽總是出來收拾殘局。在雙親年邁力有未逮之後，我成了那個站出來傷腦筋的人。大姊四十五歲過世，那年我三十八歲，結束了姊妹緣分。

名珉家的成員除了歲數相同的爸媽，還有個妹妹。爸爸是個開朗老實，正直的好人，相當節省，有幾分錢花幾分錢，做菜比珉媽好吃。可惜五十一歲就心肌梗塞離世。老媽相反，個性幼稚任性、脾氣火爆，陳名珉用詼諧的語氣描述她和她媽之間的互動，但是我明白真實的情況跑不掉推推打打、大吼大叫到聲嘶力竭。這個才是實情。

國中時的陳名珉常和老媽起衝突。曾經問過爸：「你為什麼要娶她？好老婆一家興旺，壞老婆禍延子孫。你不懂嗎？」（看，這孩子多小就會講話。）但是老爸的回答讓名珉驚掉下巴：「但是……但是，你媽年輕時很漂亮啊！」讓她瞬間明白，再理性再正直的男人，在擇偶時首選都是美色。

父親去世時，正值名珉剛成年入社會，正是經濟還沒紮根穩定的時候。老媽卻把她當成家裡情感和經濟的支柱。在我看來，這對孩子是不公平的，憑什麼只有做媽的不需要長大成年呢？所以才有半夜要錢、媽媽情緒激動起來、丟菜刀的場景。

這讓我想起，從小我家爭吵的場面不比他們少。我出社會後常納悶兒：為什麼我可以和我的好朋友好好講話，和我的家人卻不行？為什麼在家有話不能好好說？吵架還盡往彼此的痛處戳？

後來名珉搬出去附近租屋，妹妹和媽住，情況才和緩許多。但是情感孤寂的媽媽開始登山，卻成了隊友的小三。當正宮殺上門咆哮時，她不敢報警，只有打電話叫不知情的大女兒回來罵退對方。搞清楚狀

況後的名珉，氣得要打斷老媽的腿。後來，真斷了一隻腿……老媽爬山時從南投山上滾下來。

斷了爬百岳的嗜好後，老媽開始和女兒學上網，目的想和異性交往，開發第二春。不但遇到不少台灣老渣男，還遇到國際詐騙集團。還好，女兒適時點醒，最後對外發展，進軍國際，和澳洲八十多歲的老先生網戀後結婚。

被親情、孝道綁架

陳名珉的文筆真的很好。她的網路文章是 2017 年寫的，我看過她上過節目，她本人很風趣，敘事非常清楚。

那時，我對她印象非常深刻，因為她講出了她們一家相處的傷痛，可是表情不痛不癢，詼諧有趣。我不知道有書有文章，直覺這個孩子被自己任性的家人連累不少，卻勇敢挺起照顧和教導的責任。直到後來 Neflex（網飛）要推出〈媽，別鬧了！〉這齣劇，故事大綱一聽就像，我趕緊上網試讀，發覺文筆真的很流暢，所以就去書店抱回家。

我希望在電視奇怪的編劇扭曲它以前把書看完。電視編劇太可怕了！往往把好好的書中細節演得誇張離譜，甚至捏造沒有的劇情，就為了一切有故事性，有高潮起伏，有電視劇的表達方式，留住觀眾和廣告收入。劇情好壞也隨演員的演技好壞而有不同呈現，沒辦法！

會被改編成劇本的書都是好書，但是，別想改編後的劇本能將書完全呈現。改了就是改了，不用去看那些渣渣。你們覺得〈你的孩子不是你的孩子〉還跟原著一樣嗎？原著裡沒有青少年因升學壓力自殺

啊！要看瑤瑤演的〈通靈少女〉，不如去讀索菲亞寫的《靈界的譯者》；要看〈媽，別鬧了！〉不如去讀《我媽的異國婚姻》。我相信，編劇要把它改編成劇本，是看見了她的誇張好笑；但是，我看見的是被親情、孝道綁架的子女的辛酸。

好在慘烈的付出修成正果。

陳名珉，祝福你們一家人。

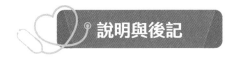

另外兩本好書

會對描述家庭氣氛、成員感情互動的書特別有感覺的原因是：我也來自一個氣氛不怎麼和諧的家庭。我的父母都是高級知識分子。在那個年代，他們因媒妁之言結合，並非自由戀愛。他們似乎對養育子女沒有一套，而且情商也不太好。（爸媽，對不起，恕我直言。我知道你們很愛我們，把能給的都給我們。但是，你們真的不會管教小孩。）

小時候，家裡的成員，除了我們一家父母兄弟姊妹六人，還有來寄住寄食的姑姑和叔叔（未出嫁、未成家的小姑姑和小叔叔），和時不時來暫住的奶奶，氣氛亂七八糟，大家人多嘴雜，我行我素，實在不是個教育小孩的好環境。我沒看過別家家人互動，不知道家人之間要怎樣相處才好。直到上大學離家後，才認識到同學們的家庭未必是如此吵吵鬧鬧、分分合合。

♥ 《爸爸沒殺人》

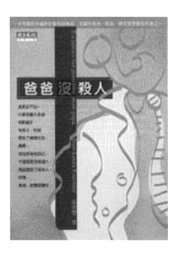

第一本讓我認識到家庭問題的書叫《爸爸沒殺人》。作者是尚路易‧傅尼葉。這是我大學時代看到的。作者的爸爸是個小鎮醫生，也是個酒鬼。酗酒的人，情緒時好時壞、有高有低，給家庭製造不少困擾。比如，他爸酒後嚷著要殺了他媽。你可以想像這句隨口說出的黑色玩笑，是會讓小小孩子當真的。

但是，作者卻以幽默風趣的筆調道出他們的真實情況。以下是傅尼葉的形容：「爸爸當醫生賺的錢，投資了好多家酒館，卻換來酒後的心聲。有一位醫生爸爸應該很神氣，而我卻覺得好漏氣！因為我們連吃飽都有問題。」說實在，太過悲苦的故事沒有人聽得下去，但他的自嘲和勇敢，讓我很感動，也讓我意識到原來不是每個家庭都那麼完美，我才有了正視自己家庭問題的勇氣。

♥ 《多桑與紅玫瑰》

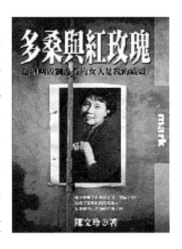

另一本好書是《多桑與紅玫瑰》，作者是陳文玲。陳文玲的父母在她小時候就離異，她是跟著爸爸長大的，不了解自己的媽媽。但總是從大人口中聽到對她拋家棄子和愛慕虛榮的批評。原來文玲的媽媽做過舞女、老鴇、單幫客、摸摸茶咖啡座女老闆、西餐廳女老闆，而且還總是和男人牽扯不清。實在與好女人好母親的形象天差地遠。這也是本書的標題「紅玫

瑰」的由來。

　　陳文玲在替母親辦喪事之餘，興起了解母親、寫書悼念的念頭。於是開始走訪母親親人朋友，了解母親的過去。書中我最喜歡的一張插圖就是「我們不是一家人」的「全家福」：媽媽十九歲、姊姊三十歲、哥哥十二歲、陳文玲本人 三十五歲。對於不幸福、不美滿、為生計為生活疲於奔命而沒空拍全家福的家庭而言，這真是最好的寫照。

　　以上這兩本書，也順便推薦給你。

省省吧！詐騙集團

這件事我一定要耐著性子寫下來給所有的長輩及為人子女的看，因為我們都非常可能遇到詐騙集團。

有一天，張媽媽語氣急迫又焦慮地打電話給張小玉蓮，說：有一位渣打銀行的小姐告訴她，大姊曾經用家裡的地契去銀行抵押消費未還，一共十萬多，請她盡速按照她的指示還清。對方打來不只一次，張媽媽聽完以後緊張得不知該怎麼辦？

我漫不經心地回答她：「那是詐騙啦！大姊都走了七年了，如果有欠款，剛去世沒一、兩個月銀行就會催討了，不會拖到七年後！」

說到這兒，問一下各位，為何債務在欠款人去世後會盡快向家屬（連帶關係人）催討？

因為，有拋棄繼承的問題，一旦拋棄繼承債務成立，想討也討不到。所以銀行比你還清楚欠款人何時過世。

然而，張老媽還是很緊張：「可是我打過兩次電話，還說有去跟她的主管報告如何處理，看可不可不要還！？」結果，當然還是要還！

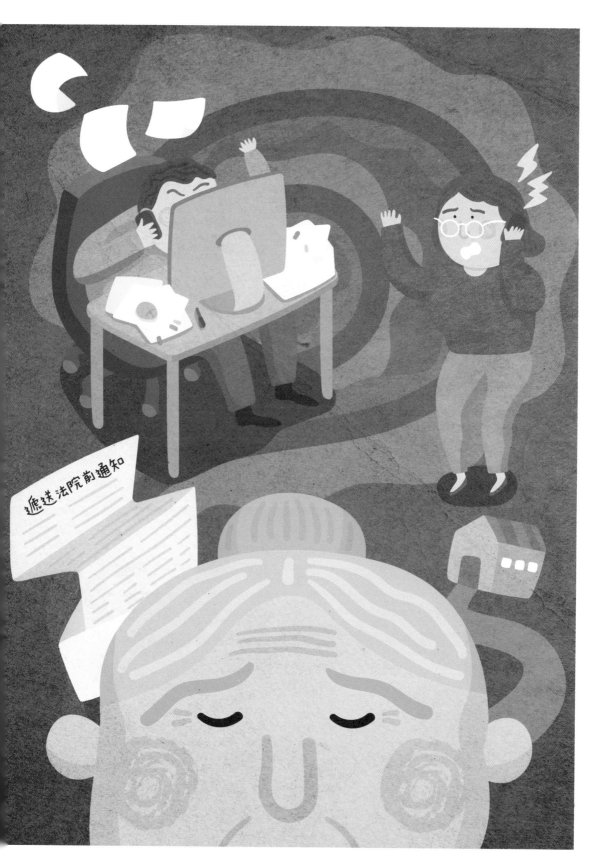

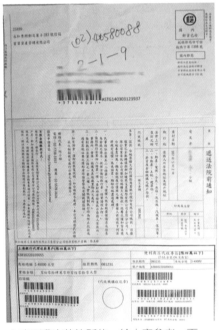
▲ 寄到我家的詐騙信，給大家參考一下。

（哈！廢話，那是詐騙集團的目的啊。）

關係人會有這樣的反應很正常。因為詐騙集團提到大姊曾經當過戶長，也就是「部分事實」，加上當事人去世已久，沒人搞得清楚她生前的債務狀況，所以老媽急得很。這時，我們向「債權人」求情，更代表我們中計了。所以接下來演更大。

張媽媽告訴我，家裡收到一封「寶貿資產管理有限公司」（討債公司）寄來的信，主旨是：「遞送法院前通知」，內容提到，如果不盡快繳納，房子將於五月二日查封。我說：「媽，我們家是公家機關宿舍，誰也沒看過、有過『房地契』這種東西，誰能拿得到去抵押錢財？而且現在五月九號了，真有查封，時間也過了，也沒事啊？」

「可是五月二號我不在家啊！我來看妳們吶！」張老媽說。唉，真是……勸都勸不聽！好吧，我說：「張媽媽，把妳收到的單子交給我，我來問。」

一般要辨別詐騙，我們都知道要打 165 反詐騙電話。以下是重點。

去電 165，服務人員回答：「若債務人未向債權人償還債務，債權人確實有可能將債務轉賣『資產管理公司』，交由對方追討。」（哇！好個有答跟沒答差不多的答案，這叫我怎麼判斷？我還受過教育呢！都一頭霧水……）「所以呢？」我問。「所以妳要向『原債權人』詢問」

他回答。「所以我要向渣打銀行詢問，看有沒有債務、要如何解決。是嗎？」我幫他把台詞補完整。「是。」

原來，問 165 的答案是這樣。不能肯定回答你是否遇到詐騙。

好吧！我不甘心，再問一個。我的車頭轉向派出所。「不好意思，警察先生，請教一下……」我說。

派出所的員警一看到單子，立馬回答：「這個是詐騙，不要交蛤！」然後他就轉頭忙其他父老兄弟的事了。

我追著問：「有很多人遇到和我一樣的情況嗎？」

「對啦、對啦！」又忙開了。

我道謝後走了，不過，心中的疑慮並沒有解脫。

我打電話給老公，告訴他我今天上午的心得和焦慮，此刻老公可能正忙，不耐地回答我：「妳是怎麼啦！？跟妳媽一樣嚇傻啦！？就跟妳講是詐騙，不要理他……」

這時我心頭一驚，我明白了！就是這種不被體會、不被在意的態度，讓張老媽一直放不下心、無法從焦慮中解脫。

我決定親自去渣打銀行問清楚。也就是按步就班來，以便給老媽一個交代。

我開車去最近的渣打，向行員說明來意，她們也無法立刻給我確定的答案，還告訴我，渣打的確會把債務轉賣討債公司，有來往的也的確是「寶貿」。可是，這單子上留的電話和地址不是寶貿，而且聯絡人也不姓「何」。哇！這資訊有用！寶貿這家公司在網上查得到，可是地址和電話不是這單子上的，有可能是其他詐騙集團利用討債公

司的名號進行再詐騙！

行員小姐幫我撥通總公司客服，轉給信用卡債務組。客服要我提供大姊的死亡證明（銀行行員要確定債務人和我之間的身分，確定不是詐騙集團打來刺探應答的手法），並且留下我的電話，答應收到傳真後再回電。我回家翻出大姊的死亡證明，連同兩人的身分證影本，一併傳真給渣打銀行。

兩天後，我收到渣打信用卡債務組來電，說明大姊十年前的確有用過渣打信用卡，債務金額不大，也早轉賣「寶貿」；而這張單子不是寶貿，而是「新加坡商艾星國際有限公司」，也就是第二、或第三手討債公司，上面金額遠超過這數字。由於債務人死後三個月內可拋棄繼承，我們雖來不及辦，可是，大姊名下也無有價值之財產、房產繼承，所以不理會即可。

這才終於有了個正式的答案。回報老媽，彼此都放下心。

這個過程告訴我以下兩件事：

1. 要有肯定的答案

沒有循線問到肯定的答案，誰都會被搞得心神不寧。安撫被害人，要用認真的態度，和他們能相信的方式。

2. 家裡長輩要時時關照、保持聯絡

老媽會來找我們解決問題，是因為我們靠得住，是她可依靠、可商討的對象。千萬不要做一個「太忙」、「沒空」、讓老爸老媽「自己來就好」的子女，否則損失是大家的。

以上是我們家的心得。希望大家都能快快樂樂、平平安安地過日子！

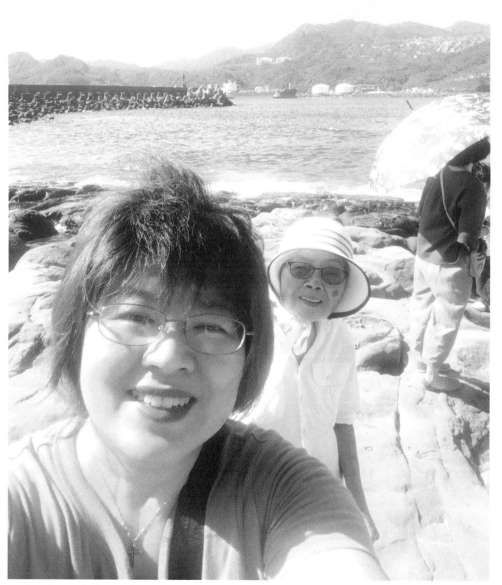

▲ 這次的詐騙事件，也讓鐵齒的張媽媽幫我上了一堂「親子信賴課」，不只要同理父母親，還要認真對待長輩的需求才是。

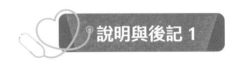

說明與後記 1

老年人為何容易被詐騙？

♥ 更容易相信他人

隨著年齡增長我們的腦部萎縮退化，會出現失能失智的現象，尤其是掌管認知功能的額葉。研究顯示，老年人傾向正面思考，這叫「positive bias」積極偏向的心理，比較認為未來不會發生壞事。例如，有一天，張媽媽家裡有陌生人按對講機，要求我媽開門。原來是不知名的外勞，操著不流利的國語，要蒐集瓶瓶罐罐，打算去變賣變現。

張媽媽不疑有他，還以為是我家派來的外傭來收裝食物的容器（我們常送食物去媽媽家），就把洗好的餐具容器打包交給對方，還替對方刷電子鎖下樓。事後我問我媽，為何給對方開門，我們家外傭不是女生嗎？媽回答，她以為今天外傭沒空，派來的是不同人。這一切看起來不合理，但是，老人卻會把它合理化。

♥ 訊息落後

老年人仰賴傳統媒體而不是現在的社交媒體，訊息傳播不夠快速。因為對電腦網路世界不熟悉，無法掌握更多的反詐騙訊息。而我們現代人大多有 line 及其他多個社交媒體，群組裡傳遞訊息容易，自然也較容易對詐騙方式心生警惕。

♥ 判斷力下降

老年常陷入獨居的生活，在自理能力逐漸下降的歲月，不容易及時

找到協助，常常被迫用自己的方式勉強解決或適應生活上的困難。再加上沒有助力在身邊，往往缺乏安全感，容易害怕、動搖、判斷力下降。

🩶 更容易接受上門 推銷

老年人體力變差、續航力短，難以長距離移動；再加上擔心漏尿，往往不喜歡出遠門。因此，他們更需要也更容易接受到府服務的推銷，價格昂貴反而不是他們的重點。

🩶 偏聽、偏信

年長者寧願聽別人說的，也不太自己查證真相。這也跟視力退化有關係，所有資訊接收都需要「閱讀能力」，這使他們大大降低吸收資訊的深度與廣度。

🩶 詐騙集團投其所好

比老年人自己還更了解老年人。他們很清楚要怎麼講話老人才會願意聽、老人的視力是如何退化。因此他們的推銷很容易切中老人的心理。

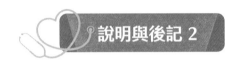

說明與後記 2

如何預防老年人被詐騙？

♥ 讓父母熟悉你的行為模式

除了常回家探視，更要經常電話聯絡，讓父母熟悉你的行為模式。比如，何時上班？上班地址在哪？你的連絡電話？讓他們可以稍加判斷不太可能會在此時遭遇何種麻煩。

曾經有同事的媽媽，在同事上班時間接到詐騙集團的電話，詐騙集團以她的口吻在電話那一頭哭叫自己受到人身威脅，急著要母親匯款去解救她。當時我同事的母親掛上電話後非常著急，她打來我們醫院女兒工作的單位想和女兒求證，不巧其他同事匆忙回答她女兒在忙。於是她在求證無門又愛女心切的情況匆忙匯款給歹徒，而被詐騙成功。

♥ 使其求助有門

常接父母來電，讓爸媽求助有門。父母的事，是他們生活上常常遇到天天面對的困難，不會比你的工作更不重要。常聯絡，有助於他們「求證」，而且我們應該還要加上一句：「不管發生什麼事，我都不會生氣。所以一定要告訴我真相。」平日常連絡，就會有好默契。

♥ 善用電話答錄機

除非必要，不要回電，或是盡量縮減常來往親友的電話號碼。我媽家市話桌機旁有我用 A4 紙大大寫好已護貝的親戚電話號碼，不多，但足夠了。因為我告訴她，有問題就打給我。而我的電話號碼字最大。

♥ 讓長輩認知「自己容易被騙」

老年人要在心裡記得自己是容易被騙的。我就常教育我媽，有疑問就找我。不要不服輸，樣樣自己來。我常和她開玩笑說：美智子阿姨（我稱明仁天皇的皇后美智子，我媽那一代的偶像）也不是事事自己來，才能從容活到九十幾歲，還能坐那兒優雅地彈鋼琴。

♥ 幫父母管好錢

老年人購物前要與家人討論。除了購物，只要是牽涉到付錢、贊助、親戚借錢，我們一起討論。父母的財務管理要清楚，我媽習慣臨櫃處理的方式，她不習慣手機軟體理財，但自己體力有限，我會陪她上銀行。

♥ 一定讓他找到人

不明的付費、欠費電話先掛電話，打給子女討論後再說。像我媽曾經接到號稱中華電信欠費未繳已要斷訊的詐騙，我媽因高雄舊家電話搞不清楚是如何付費而非常恐慌打電話給我，即使我正在上班看門診開刀，我還是會撥空講兩句，回答她我已全數轉帳繳費，口頭安撫她。因為他們沒有能力查詢公部門電話並打電話去詢問求證。

我也會在下班有空時，讓她看我的記賬本已繳費的收據，用眼見為憑方式取信於她，加深印象（我媽因詐騙催款電話動搖過不只一次）。最後告訴她，有錢要交，交給我處理就對了。

在你忙碌的中年生活裡，你是否能撥空顧及到父母的需求呢？「家和萬事興」，「家齊」後，才能「國治、天下平」啊！

人生的第二個叛逆期

人總會老。當我們老的時候，就是不得不服老。但是，每個人都會懷念那個獨立生活的自己。

在我眼中，樹是一種愈老愈美麗的生物。

可是，人不是。

七月的某一天，張媽媽發生一場車禍，以八十多歲的高齡，騎著腳踏車在巷子裡轉彎處和小客車相撞。

還好沒死。

由於沒有監視器，對方的車也沒有行車記錄器，誰是誰非也就難以舉證。對方一直不肯賠我們醫藥費。奇怪，大家的車都有保第三責任強制險，但，才一千七十元的醫藥費為何不賠，我也不懂。他還一直到張媽媽家敲門，想找老人家私下和解。

我們張媽媽本來不願意開門，受不了他的死纏爛打，獨居的她居然就開門讓他進來（老人，拒絕人的功力弱了，連自保的能力也變差）。對方逕自入內在電話旁抄到我的號碼就走。

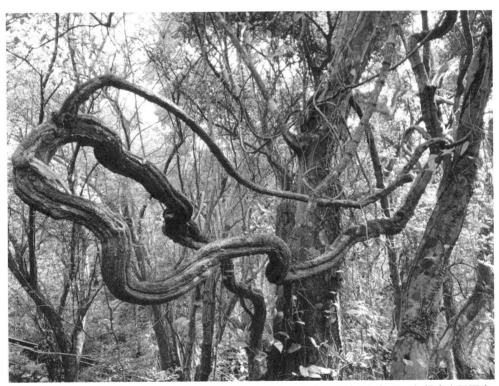

▲ 老樹盤根表示根基愈來愈穩，如老僧入定般令人放心。但人很多時候則相反，年紀愈大反而愈像是進入了「第二個叛逆期」！

連絡我本無不對，但這種方式讓張媽媽從此留下陰影。那陣子我每次開門進媽媽家給她換藥，都會讓媽媽嚇得從椅子上跳起來。

我們向交通大隊申請調解會，對方也如期到場，但堅持不賠償。調解委員問他：「你不和解，那你來幹嘛？」他辯稱：「我要來看看她到底是什麼樣的人。」咦？我嗎？怎了？接著，他氣燄囂張地說：「要告要走兩、三年的程序，我陪妳告！」

看到這裡，大家一定以為我獅子大開口要求巨額慰問金、並且和對方吵得不可開交……。

其實我沒有。

我是個膽小怕事、外強中乾的草包。我只敢向對方索賠醫藥費，也只想代替母親早早了結這事兒。只是不能理解一個六十一歲的人為何撞了人，還會有這種理直氣壯的態度。

會議一結束，雙方各自離開，我們正在飲水機喝水，順便整理我的思緒。這時，調解委員走過來對我說：「告他吧！」

哦？也對。就提出刑事告訴。我不是個愛興訟的人，有走法律程序的日子不好過，不過，在問過同學（警察杯杯）大致的流程後，我們提告後把這事兒暫時放下，去過日子。

開庭如期到來，我和媽媽依約報到桃園地院。我知道情緒激動的母親無法清晰地陳述來龍去脈，但是還是陪她講完，事後檢查官叫我繳交委託書，我如依做了代理人。

對方堅持是張媽媽自己撞上來的，堅持自己的車在相撞時是靜止的。我很想開口問他，一個體重不到四十五公斤騎腳踏車的老太太，

是有多大的動量，可以在你的左前門製造出凹痕、並且弄得自己頭破血流？她騎的是重機嗎？

不過，我也只有平靜地補充，張媽媽靠右行駛，右轉時並無越線逆向，他的陳述與事實不符。各自闡述完畢，散會回家。

又過了數月，車禍事故鑑定會因疫情一延再延，我們的心情也起起伏伏，終於，在近期又舉行了。期間對方說的鬼故事車禍現場，我就不再重複，安慰自己只當農曆七月提早到了。開完會媽媽情緒更激動，因為她覺得對方胡說八道，可是她沒有辦法講清楚、反駁他。

要怎麼反駁？沒有影像，大家本來就會各說各話。為了平復她的心情（還有我也不好受），我只好把她帶去我的辦公室，喝可樂、觀賞我種的多肉植物。呵呵，那可是我平時平靜自己的療癒小宇宙啊。

後來，法院寄來判決書。我是駝鳥地一直不想看，老公倒是冷靜地拆開看完。我直到對方打來要和解，才知道我們勝訴了。跟這個土包子談和解是另一個折磨人的過程，不過，在老公的陪伴下，我們順利完成。另一個要感謝的是我同學（警察杯杯），沒有他的從旁解說，我連法院公文都看不懂。往往這時候，我的閱讀智商會自動變成文盲。

腳踏車早被我們丟了，另一台也交給外傭在醫院騎。張媽媽忿忿不平，她說，她沒了交通工具，哪裡也不能去，助步車一點也不好用……云云。我繼續裝聾。

有天外傭偷偷告訴我，阿嬤跑去阿公住院的醫院樓下牽她的腳踏車騎，被警衛看到不只一次了。我裝傻了好一陣子，因為我沒力氣一直處理這個可惡又執拗的老太婆；還有，我好奇她是怎麼在家中找到備分鑰匙的？我都忘記自己收在哪裡了。

那天，外傭也在，張媽媽說溜嘴：「雅蒂，你的腳踏車停的位置怎麼跟上次不一樣？」機會來了！我一邊替爸爸按摩，一邊假裝漫不經心地問她：「媽，聽說妳又偷騎腳踏車了？」

　　張媽媽沉默了兩秒：「什麼偷騎！？這車子是我的！」

　　這隻嘴硬的死鴨子，我該不該破口大罵？可是，我累了，我只淡淡地說：「媽，妳還想再被撞一次嗎？」

　　這次輪到張媽媽安靜了。

　　老人，真的是愈老愈不可愛的動物。

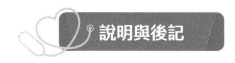
説明與後記

「誰說我老了？」

老人都不服老，因為，這就是他們的保護色。

想想，若是換成我們自己上了年紀，體力正在變差，動作變慢，視力開始模糊，我想不用人說，我們自己應該都有感覺。可是，現在由一個你帶大的孩子，自做主張地告訴你這個不能做、那個不能做，還剝奪你自主行動的自由，一開始你會接受嗎？應該沒那麼大度。

所以，規勸父母要有同理心，而不是一味地講道理。但是，如果碰到像我媽那樣，怎麼勸都不聽，還出了車禍有過危險，那就只能把她的人身安全放第一了。我們除了將她的腳踏車賣掉，買了助步車，讓她只能在人行道慢慢推之外，也將外傭的腳踏車鎖頭換了。

總之，表達可以和緩，態度必須堅決。就像你拒絕自己在櫥窗前吵鬧要買玩具的孩子一樣。我承認我沒那麼有修養，但是，我們還是做到了，張媽媽也逐步適應了助步車。

母親節

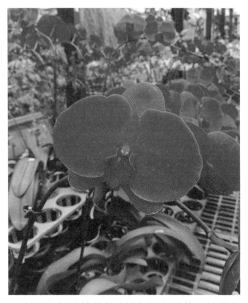

聽說有個萌芳花卉農場蘭花養得很漂亮。決定帶張媽媽去三義走走。

▲ 美麗而優雅的蘭花，讓媽媽與我的心情都大好，完全沉浸在這個美好的環境當中。

適逢是母親節，姊姊不想出門，只有我和張媽媽想出遊慶祝。一如往常，一上車張媽媽就叨唸個不停，替全家大小擔心個沒完，家裡大小瑣事全規定了一遍。我皺著眉頭一邊開車一邊求她不要唸了。不過，好像沒用。

天氣超好，農場的花卉在強烈的陽光下顯得特別鮮豔！我們才走到大門口，就忍不住拍照了起來。一走進冷氣大棚，美麗的石斛蘭像瀑布一樣從天花板垂降，真是難得的夢幻打卡場景。

我們放慢腳步，細細地觀賞一品又一品的蘭花。平常患者送蘭花，我總是不覺得有啥特別，因為沒多少時日桿子上的花朵全掉光，剩空盆和培養土，今天見到這麼多品種擺在一起，才驚覺「原來它們長得

不一樣欸！」美麗的盆栽各個都是花農細心的栽培。

看看這裡濕涼的空氣、柔和的光線，棚裡每一朵花卉都是上上之選，後悔過去竟然錯過欣賞它們的美，以為它們美得很普遍、很理所當然。

我和媽停下爭執，完全沈浸在這個生意盎然的大棚裡，我們搶著和女王鹿角蕨拍照，盯著長長毛毛的猴尾柱議論紛紛，還有沈靜的睡蓮、神奇的防蚊草、曬得胖胖飽飽的多肉……我最喜歡這時候的張媽媽了，媽媽一旦研究起植物，就變得可愛又專注！一直阻止我買多肉的媽媽，居然看上了一盆仙人掌，難得有媽媽愛的東西，趕快付帳！

我們還坐在長長大大的木雕桌子前邊吹冷氣邊吃冰棒，老闆店員人都很好，店裡擺放販售的昂貴木雕桌椅，也不吝讓人坐。最後，抱著成堆的植物，心滿意足地離開。

回程，媽媽又變回叨唸模式，我只好再度把耳朵塞起來。唉，媽妳的原廠設定怎麼這麼不可愛？

各位，這就是我和媽媽相處的日常。我不希望一張完美的母親節出遊照，讓你相信其他人的家庭多美滿只除了你家。我們吵吵鬧鬧，

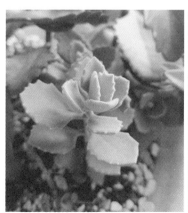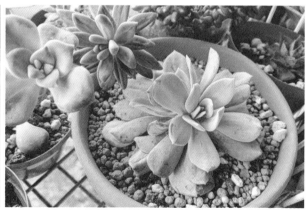

▲ 我養的多肉植物，千兔耳和雪特。有事沒事都會多看幾眼，療癒極了。

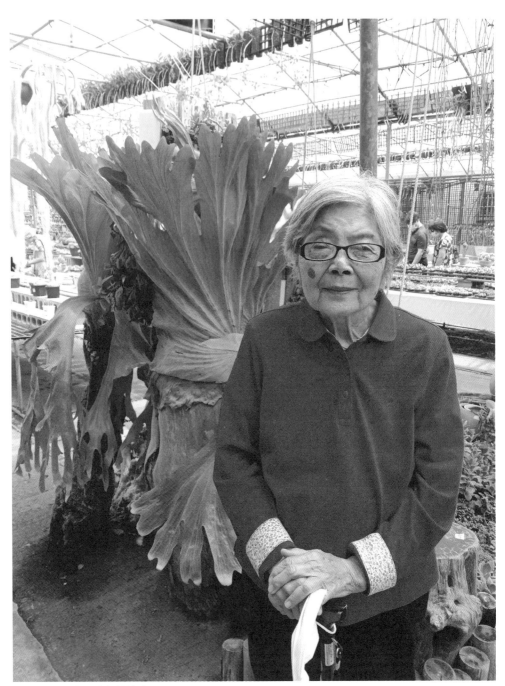

▲ 張媽媽與女王鹿角蕨的合影。

但也同時在享受記憶著生活中每個點點滴滴，所以，不要畏懼、拖延去爸媽家，不要對每一則訊息已讀不回，他們的年歲、記憶也是不等人的。步入中年的我們，要用智慧、寬容去營造相處的氣氛。唉！這句話我自己也得聽進去。

希望母親節你們也享受了一頓和諧美好的晚餐，家和萬事興，隔天大家都神清氣爽地上班打拼去。

中年人孝順靠智慧

這篇文章是寫給剛負起家庭照顧責任的中年人看的。

照顧父母就像帶孩子一樣，需要花時間磨合。相處時間夠多，安全感就愈足夠，默契就更好。另外，我國已進入高齡化社會，人手不足的家庭，有效利用長照資源，適時讓外力介入幫忙，給父母適應的時間，也給自己更多的時間安排生活和工作，是未來不可少的趨勢。

尤其想對自己的表弟說，不要老把工作擺第一。行程表排得那麼滿，只拿些剩下零碎的垃圾時間和家人相處，這樣老婆孩子父母都不滿足，自己休息的時間也不夠啊！親愛的表弟，我們當醫生除了照顧別人的健康，自己的生命也在流逝。辛苦工作換來的物質生活，真的有比和家人相處值得嗎？

家和萬事興，祝大家生活美滿，平靜就是福。

八十大壽

當我媽拒絕了我的第一個母親節禮物，我就當真沒慶祝過第二次。
直到某個機緣才又開竅。

張媽媽八十歲了。

還記得國小一年級的第一個母親節，老師教我們做卡片送給媽媽。
我也利用西卡紙、彩色筆、亮片等家裡有限的材料，給張媽媽做了一
張卡片。禮拜天早上，當我遞給正在洗衣服的母親，我記得她只嘆了
口氣，說：

「唉，做這幹嘛？都是垃圾……」

從此以後我就懂了，媽是不需要這樣的「垃圾」的。就這樣，我
們讓好多個母親節無聲無息地過去。直到我上大學的某個星期天，我
和幾個好同學開車出遊。那天下著小雨，而同學當中只有我有車，雨
天還想出去逛，當然是找我玩啦。

我們在勞動公園停了下來。公園裡有人在賣玫瑰，看起來是玫瑰
的盆栽（其實事後在玫瑰花枯死收空盆，才知只是剛剪下扦插在土裡

的新枝，連根都沒有）。我想起張媽媽愛玫瑰，就順道買了兩盆回去。

沒想到我媽異常地開心！她做了幾道菜，邀請了她的媽媽妹妹們來家裡，那時候外婆還在，媽很得意地說：

「妳們看！這是小蓮送我的玫瑰！」

原來那天是母親節！而且，她在意母親節收到的禮物。

女生，總是需要一些儀式化的東西，婚禮、婚紗、生日、名牌包……媽，妳早說嘛！

從此，我不敢忘了母親節。一束花也是一個心意。年紀更長，更發覺老人家對生日的重視。

問題來了，張媽媽過農曆生日，我這個過日子只看西洋曆的人，哪搞得清楚是哪一天啊？

「農曆初八，天公生日前一天。」她說。

可是大家都是記快到了的日期，以茲提醒，哪有人在記後一天提醒？過年剛開工，工作一片紊亂，沒過兩天正常日子，鞭炮乍響！

哦！？天公生日，初九了，媽生日也過了……

張媽媽妳真不會教。

我起了個早，拿出準備好的鮮奶油，巧克力，藍莓、巧克力筆，頭一次按照悠兔網上的配方，該多甜多甜，該多油多油，做了一個香橙戚風。這是張媽最愛的口味。

媽，我知道妳一定會說：

「唉，做這兒幹嘛？」

不過，八十歲生日就這麼一天。我跟姊姊、爸爸會忍耐一下的。

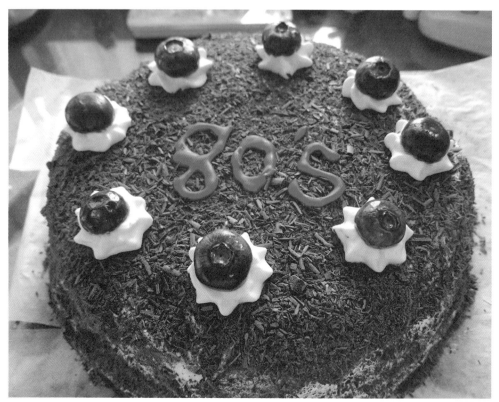

▲ 為張媽媽八十大壽親手做的鮮奶油蛋糕。媽,我終於知道要大大方方送您生日禮物了。

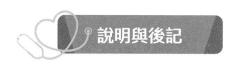
說明與後記

孝順需要練習

　　我爸媽是傳統的東方父母,他們對子女付出得多,卻很客氣,鮮少要求回報。尤其張爸爸和張媽媽分別是家裡的長子和長女,他們年輕時早早出去賺錢養家,供給原生家庭的弟妹較好的生活,從小就不是享福、被呵護之人。

記得我小時候，爸爸總是把零食或好吃的留給我們四個孩子。

當我問：「爸爸，你要不要吃？」的時候，爸都會說：「爸不吃零食，你們小孩子吃！」

那時我年紀小，還當真以為爸爸不愛吃零食。

直到我離家上大學，某個週末回家發現冰箱裡有巧克力，我驚訝地問：「誰送的？」爸才靦腆地說：「我買的啊，好吃嘛！」原來爸也吃零食啊！

爸，多年來我誤會了！我真是個被寵壞的傻孩子。

從此以後，我總是會帶甜食回家給家人分享。

對媽媽也是。

這一代的父母的需要，是我們要用心觀察的。因為，他們鮮少會為自己要求什麼。我也常對我年長的患者說，要讓子女一起來跟診做決定，不要老是體諒小孩要上班很忙，沒空。有時兒女不是不孝，而是孝道是需要練習的。讓他們有機會參與，他們才會知道你的需要。彼此用心體貼才能締造和諧的家庭生活。

氣切

走到今天並不容易，但是這個過程，讓我們最終平安地團聚在一起

起初，爸爸開始走路不穩，是鄰居發現的。

爸爸從年輕到老，粗茶淡飯，身材高瘦，沒有高血壓、糖尿病，健保卡沒有使用過幾次。老人的失能一開始並不起眼，北上工作長年不在家的我雖然身為醫生，但也難以發現。媽媽在家負擔起照顧爸爸飲食起居的工作。但是當時媽媽受電視上養生節目狹隘的飲食觀念影響，變得很偏食（是的，只吃幾種大力宣傳有益身體健康的食物，過分強調低鹽、低糖飲食，就是偏食）。

爸爸老了

於是，走路步履不穩、不能自己張羅食物的爸爸，終於變得營養不良而更衰弱。我從打電話回家爸爸接起的速度，到後來發覺都是媽媽接電話而察覺到不對勁。當媽媽告訴我爸爸昏睡的情況變多時，我馬上返家查看，才驚覺爸爸已經虛弱地躺在床上了。我立刻在自己醫

院安排了床位，拜託了內科同事王偉傑醫師擔任主治醫師，同時隨即將爸爸接來醫院照顧。

經過一番治療休養後，查出爸其實是營養不良造成的低血鈉和低血鉀。經過校正後，活力恢復就出院。另外，為了方便照顧，我將他們留在中壢生活，可是媽媽不習慣北部的天氣和物價，也不習慣家裡有外人，來幫傭的人屢屢被趕跑，她就是要堅持回南部。還順便拉著搖搖晃晃的爸爸搭計程車和台鐵一起走。幾個回合拉扯下來，搞得我人仰馬翻、筋疲力竭。

爸爸的電解質不平衡和營養不良是暫時解決了。可是步履不穩是怎麼來的呢？做了頭部電腦斷層，前來會診的神經內科的同事卻只判讀出腦萎縮。我們也就這麼擱著。這個問題，直到我返回南部帶爸爸去某醫學中心神經內科就診，才有了答案。

主治醫師是當年診斷收治爸爸暫時性失憶症的同一位。他拿著核磁共震的片子指給我看，多處「散在性腦梗塞」，包括掌管平衡的小腦。我恍然大悟，原來爸爸中風了。於是，我們開始治療。

可後來爸爸因為中風的後遺症，吞嚥變得困難又容易嗆到，屢屢吸入性肺炎，被我接來醫院的加護中心插管治療。在加護中心連續性心電圖的監測中，我才發現：爸爸原來有心律不整，心房震顫。難怪他中風了！他早該吃抗凝劑。經過這麼久，我這個心臟專科醫師居然如今才發現。唉，爸爸我對不起你的栽培。如果爸沒中風，如今他會是行動如何自由的老人啊。

雪上加霜：親人詐騙

在這期間，媽媽告訴我他們在南部遭遇不良親戚的詐財。

兩個姑姑趁爸爸失能、判斷力下降，騙走爸爸的圖章並偽造簽名，簽定一個不平等契約，騙走家裡一塊地，還告爸媽不履行契約。習慣自己處理事情的媽媽這時才告訴我，他們已經自行去過法院並敗訴。兩個姑姑和一位叔叔都是爸爸這個家裡的大哥從小帶大的，他們從小向爸爸拿慣了。

爸爸是大學教授，有穩定的收入。他們一有事就向爸爸拿錢擦屁股。爸爸從來不對弟弟妹妹吝嗇，出錢總是不立借條，從小到大我們也看慣了。聽到這樣的麻煩事，我直接想告訴媽，爺爺奶奶已走，這群爛親戚我們和他們斷了來往就好了，大家情分已不在。我們在北部好好生活，我的收入夠大家花，我只想要過平靜的日子。

但是，媽媽氣憤不平，卻又說不清楚來龍去脈，無法替自己討公道的她，總是發洩情緒。日子過得好煩！最後是老公的一句話點醒了我：「那是妳爸媽從年輕時打拼到現在的辛苦錢。不是妳要不要的問題。年輕時他們給弟弟妹妹的一定多得多了。」我才鼓起勇氣耐著性子找律師上訴。身為張家的女兒，我該這麼做，也只有我能做。這是我的爸爸不是他們的爸爸。要錢，去找自己的爸爸要去！

趁爸爸好轉至普通病房時，我們請假讓爸爸來到律師事務所，讓律師幫還能開口表達的爸爸預立遺囑。在此同時，媽媽極力反對立遺囑。因為怕生的媽媽總覺得我和老公是來謀取家裡的財產的。我一樣在感情拉扯中硬著頭皮完成這件事。

爸爸把他知道記得的財產全數留給我長年患身心障礙的姊姊，媽

媽也分毫不要。感謝我的好友均卉和她正巧從美國回來的老公國潘。他倆在我情急找不到人之下，大方地當了我們家的公證人。

爸爸要氣切 醫師女兒一樣六神無主

呼吸衰竭又常常嗆到的爸爸在屢經幾次拔管失敗後，胸腔內科的同事勸我給爸爸做氣切（氣管切開術），放氣切管。這是一個非常困難的決定。我雖然是個醫生，也明白他可藉此改善肺部延長壽命，但是仍然變成了一個普通家屬的腦袋——六神無主。尤其媽極力反對爸做氣切，她反對的理由是：「妳大姨丈才做完氣切三個月就死了。妳爸爸做了氣切就會死！」聽不明白醫學道理的她非常堅持，到了添亂的地步，我倆在外人面前不知吵吵鬧鬧哭哭啼啼了多少次。

到簽同意書的那天，媽媽躲回南部，打了通電話給我：「小妹啊，我不敢簽同意書，妳簽吧！」媽媽不是不愛爸爸，她愛爸爸。她只是聽不懂，也搞不清楚該要什麼。最後，爸爸在耳鼻喉科的同事鄭爵儀醫師的幫忙下做好了氣切。那天，我讓姊姊請假從療養院出來。我們姊妹倆在開刀房候診區坐著。還記得那時我握著姊姊的手，心想：有

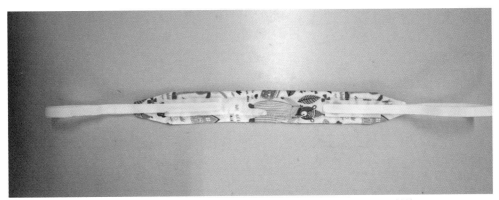

▲為了讓生病的張把拔有點朝氣，我親手裁車了色彩繽紛的氣切固定帶，以供替換。

個姊姊真好。雖然，姊姊傻呼呼的不知道嚴重性，但是帶給當時的我很大的安慰。之後爸爸被轉到呼吸科治療病房，從此爸爸便成了被女巫奪走聲音的人魚公主。

為了代替開始失智、失語的爸爸南下打官司，我向法院申請監護宣告，申請做爸爸的監護代理人。一樣，媽媽堅決反對。她想保護爸爸，也想保護爸爸留給姊姊的財產，怕我們動了它。監護宣告在遞交判定請願後，要拿著公文，再去和指定的精神科醫師繳交鑑定費，然後由地方法官和書記官來床邊判斷。

法官來的時候，媽向法官一股腦地講，從家裡被騙、爸爸生病住院不分輕重地講起。記得法官聽完之後輪到我講時，披著白袍的我忍住不掉淚，告訴他我是這家醫院的醫師，躺在床上是我爸；我媽不懂事一直反對，而我只是要幫他倆處理事情。大概是看到我愁雲慘霧的臉，記得當時法官安慰我說：「沒關係！我們也會判斷狀況。之後法庭上還要再各自表述一次才下定奪。」我才稍微緩和了心情。到了開庭的那天，我心情沉重地來到地院，媽早在前一天打電話給我說她不想去，於是我獨自一個人在法庭上請法官將我和母親設為共同監護人。

官司的煎熬

替爸媽打官司是另一個煎熬的過程。

每次要搭高鐵回台南的那天，我都備感無力。早上出門前我都會洗澡。有次關上蓮蓬頭的水之後，我竟想不起自己洗頭時有沒有上洗髮精。我不情願的心情全寫在肢體上，老公拿起我的背包幫助我套上，我感覺自己像個不想出門上學的小孩，而且心情比那更慘。在老公和

律師的陪同下，我們南下好幾次旁聽。在上訴兩次，請了兩位不同的律師打官司之後，我們還是敗訴了。本來，還以為告訴媽，媽會更氣。結果出乎意料之外，媽也看開、安靜了。

從此，我帶著姊姊和爸爸在中壢過日子。原來，這就是一個過程。而我的角色就是陪父母完成這次經歷，告一段落後，放下過生活。

媽愛住南部。在接下來的這幾年，她南北來來去去地探望我們。我先把媽安頓到高雄較安全便利的住處，然後收拾完台南的家。前幾年前我們也從台北搬到中壢。最後，把開始有點失智不能獨立生活的老媽接上來。

只求一家團圓

我們一家終於團聚，過年、過節我終於可以不用排班趕飛機、趕高鐵就能和他們相聚，看著他們吃飽、穿暖。這一步說得雲淡風輕，卻走得很辛苦，但幸好是走到了。

以後每次我在門診遇到剛開始照顧年邁的父母而手忙腳亂的中年子女，我都特別溫柔。他們總是尷尬又靦腆地解釋父母的行為，連聲抱歉，而我總是笑著告訴他們慢慢來，拿出我的心得，建議他們怎麼做比較好。很多問題是至死方休的，做不好沒關係，總比沒做好。生活嘛！但求一個平衡。

我發覺，上天在這一切的經歷中教會了我很多事，使我除了當一位心臟外科醫師之外，還能告訴大家如何去辦重大傷病、選可靠的幫傭、去哪兒申請輪椅和氣墊床補助。

很高興我有榮幸成為那個有能力幫助別人的人。

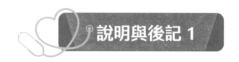

監護宣告

❤ 何謂監護宣告？

因精神障礙或其他心智缺陷，導致無法判斷處理個人事務，可向法院聲請監護宣告。

❤ 誰可以擔任監護人？

配偶、四親等內之親屬，最近一年有同居事實之其他親屬，主管機關，社會福利機構……皆可。

❤ 監護人的權責為何？

成為法定代理人，照顧受監護人，但不得接受及轉讓受監護人的財產。法院可在必要時命監護人提出監護事務報告及財產管理狀況。

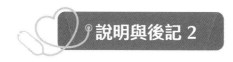

說明與後記 2

良心的建議

多回去探望爸媽，關心爸媽的生活，才能及時發現是否健康狀況異常。

不是家裡沒多少錢，你的親戚就不會覬覦你們的財產。人窮了、落單了（姑姑單身，叔叔離婚），擔心自己的老後，就會起貪念。

趁爸媽還是行為能力人的時候，做好溝通，清楚家裡的財務狀況。

爸媽若開始出現失智失能的現象，請及早就醫，不要抗拒。一方面是讓長輩及時得到醫療照顧，延緩病情發展；一方面是保留足夠的就醫紀錄，以免日後家庭生變上法院，無法提出診斷證明。

監護人替被監護人上銀行辦理提款時，要全數到齊。所以，若非全家氣氛對立不合，財產金山銀山，請協調指派一人當監護人即可，以免搬石頭砸自己的腳。

以上心得純屬個人經驗，僅供參考。用不到？恭喜恭喜！

落葉

與父母相處的時光如掌中之水，不管握得多緊，卻仍在流逝中。

秋日陽光正好。不想待在家裡，帶媽媽去山裡走走。

爸失智六、七年了，漸漸從語無倫次，口齒不清，演變到遲頓、漠然，不太認得人的老人。我也從當初那個六神無主、哭哭啼啼簽同意書做氣切的家屬，到後來漸漸接受他就是一片漸漸枯萎、等著被風吹落的樹葉。

在陪伴他的這幾年，我想了很多。什麼是一個人離開世界最好的句點？

我想，就是躺床的時間愈短愈好吧？

而我爸卻是個反面教材。辛苦了，我的老爸，請原諒女兒我沒有經驗啊。

若像伊莉莎白女王就好了。活到九十六歲她也不算鞠躬盡瘁，不只健康狀況不錯，還有醫生替她做了個好決定——讓她在發病後一兩

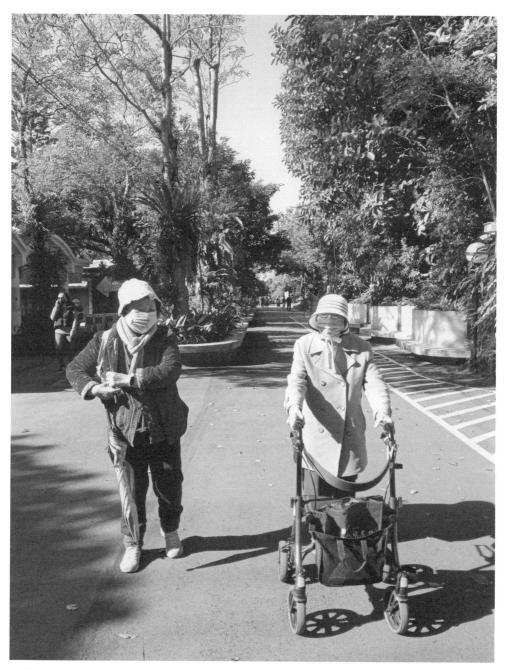

▲ 帶張媽媽造訪木柵動物園。途中遇到也是退休遊玩的老人，一起作伴，好不愉快。

週內離開，所以沒有經歷失智。最帥的是，個性嚴謹仔細思慮週全的她，身後事都安排好了，連愛犬都有歸宿。

自從幾年前發現媽也開始有點失能失智，問過、回答過的問題會一再問，衛生筷的包裝撕不開，起初的我是不願意承認的。

「這怎可能？她可是我精明的老媽啊！」

但是，和同事討論愈多，愈想愈覺得早點開始行動看門診愈好。於是老媽現在在規則回診服藥中。

老媽的每天行程是去醫院探望老爸，可是說實在，她的時間也在流逝，我實在不希望她的生活只有照顧患者這一選項，和爸從年輕時照顧我生病的哥哥、姊姊已經付出了一輩子了。於是趁天氣好我倆打包了簡單的午餐就出發。

外頭秋日的風景不錯，有著晴朗的天空和高高的白雲、山路上沿途盡是美麗迷人的變葉木，色彩之繽紛，不輸給春天；清澈的河流和湛藍的湖水，溪邊襯著鬱鬱蔥蔥的竹林，被山嵐繚繞的山頭，讓人想起宮崎駿動畫裡飄浮在天空裡的天空之城。

我更是捨不得遺珠這美麗的路樹，見山裡交通不頻繁，我停在路旁快速跑去路中取景，再做賊似地逃回車上！

今天的收穫就是外頭美麗的陽光，多采多姿的路樹，和一邊伴隨溪水的午餐。尖石鄉的軍艦岩白色的岩石，襯托著玉峰溪寶藍色的溪水和橘色的楓紅，我覺得如果我攝影技術好一點，我可以來拍月曆。特別選了平常日，遊客稀稀落落，正好，讓我們兩個一老一瘸能自在從容地欣賞大自然。

希望大家在照顧著家人患者的同時，也考慮照顧自己的身心，光陰像是人生的禮券，活著的時候沒用完，也是要作廢的！

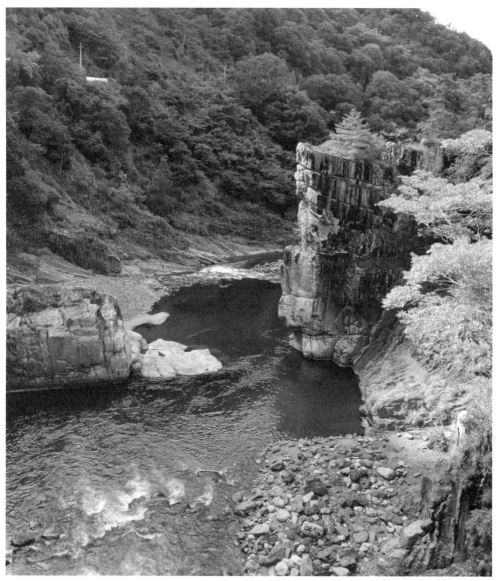

▲ 尖石鄉的軍艦岩。白色的岩石，襯托著玉峰溪寶藍色的溪水和橘色的楓紅，我覺得如果我攝影技術好一點，我可以來拍月曆。

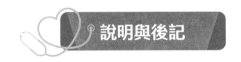

漂亮的句點

在照顧父母的這幾年，我慢慢悟出幾件事。

不管你多會保養身體，我們的軀殼就是用不了一百年。每一個人終將都會離開這個世界。病、老，就是我們離開世界的契機。一個漂亮的句點很重要。

人生裡真的不是只有工作賺錢養家，行樂也很重要；和家人和樂相處相伴，更是你不可放棄的權利。

我們的器官會退化，這是大家都可以理解的事。肝可以移植，腎可以移植，心臟可以移植，可是腦袋不能移植。我的父母都是粗茶淡飯、生活規律、沒有高血壓、糖尿病等慢性病，一輩子沒用過幾次健保卡的人。但是，時間到了，他們總是會失能、失智的。

我父親已經失智了，當我發現母親也開始有動作遲緩、平衡變差、記憶力衰退、認知下降的時候，一開始我還是難以接受的。可當我開始接受這個事實並帶她看神經內科門診之後，我們活得更積極也更珍惜。我不知道我們當家人的緣分會到哪一天，但是，我們活得步驟很快，晴天，絕不待在家裡。

此外，身為一個醫生，我也隨時提醒自己，不忘替患者和家屬找一個漂亮的時間點告別。醫學總有極限，患者有沒有預後，臨床經驗會告訴你。有時候，葉克膜等人工的維生機器，只是拉長死亡的瞬間。我不做一個在醫療上和家屬切割得一乾二淨、客隨主便的醫生。

今生相遇，就是有緣。有時家屬聽完所有可能的解釋，仍是千頭萬緒不知如何是好，這時我就會提出我個人的經驗和觀點，給他們作參考。一場喪禮，一陣子痛哭，然後再開啟新生活，好過歹戲拖棚、經年累月的長照，磨去你所有的感情、用盡你的資源。

此外，我也要提醒所有陷入工作而無法自拔的人，放棄和愛你的人相伴，是放棄自己的福分。一直熱衷工作，就像下課鐘響了還留在位置上啃書、不願去操場上跑一跑曬一曬太陽的同學，可能會考得比別人好一點，可是就是沒玩到，還是有點小遺憾。兼顧家庭和工作本來就很難，但請不要拿你的垃圾時間對家人交差。你的工作崗位少了你，應該還是運作得下去，但家人的緣分若錯過就不再。

祝福你。

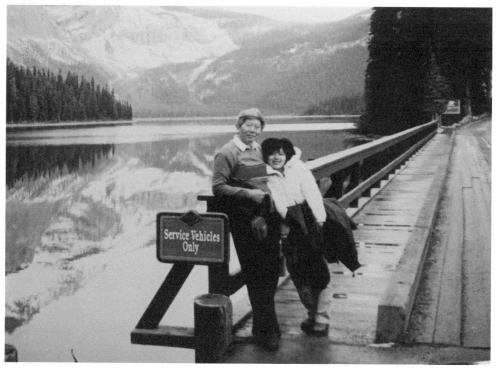

▲ 2001 年和張爸爸於加拿大翡翠湖（Emerald Lake）合影。

與家人朋友的好生活

回憶點點滴滴

　　我常和我的小學同學戲稱：「我們是異父異母的多胞胎。」三十年後再見面，才發現彼此情感的牽連是如此深厚又真摯。

　　七月七日是一個大晴天，更是我期待以久的小學同學會。這是四十五歲的我們第二次相見，來參加聚會的有許多遠從國外回來的同學，還有我們最懷念的小學老師。所以，一定要排除萬難回去的啦！

和十二歲的自己見面

　　興奮的我像小時候遠足一樣，老早就準備了一大袋芒果青，睡前不忘看看冷凍庫裡的它，深怕出門時忘記帶。儘管準備再準備，臨走前仍因在兩件 T-shirt 之間做抉擇而耽擱，在趕往高鐵的路上猛踩油門，

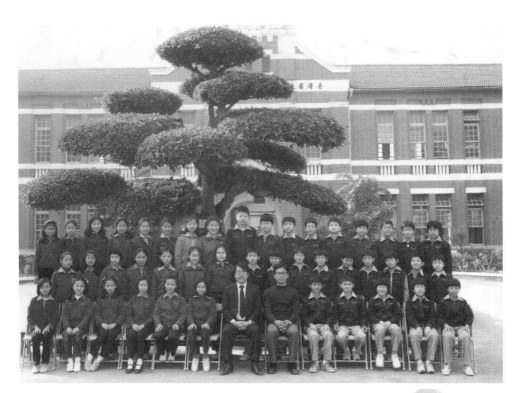

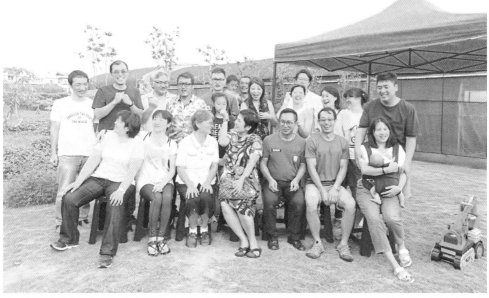

▲ 上圖是民國七十四年台南師範大學附屬實驗國民小學六年丁班合影，我是站在最上面由左數過來第五個的那個小女生。下圖則是民國一〇八年台南師範大學附屬實驗國民小學六年丁班合影，我是最前面坐著卻轉頭看後面同學的那一個。

老實說，更上演了紅燈左轉。因為我真的真的快趕不上了，老天爺原諒我！

這一切，都是為了回南部見小學同班同學一面，也和十二歲的自己見面。有部卡通叫〈回憶點點滴滴〉，記錄著女主角小學五年級的回憶。回憶裡有自己喜歡的男孩、有讓人臉紅害羞的生理課、營養午餐裡令人討厭的胡蘿蔔和牛奶，還有考不好、讓人頭大的數學考試……這部電影深深引起我的共鳴，其中一幕更是讓我印象深刻。

班上有個轉學生老是衣著襤褸、蓬頭垢面。他在班上不受歡迎，但是不知道為何卻能常常欺負自己。自己雖然不反抗，但也不喜歡。直到長大，女主角聽過異性朋友的分析才明白：這樣的孩子，只是得不到溫暖、得不到團體裡的尊重，只好在自己最心儀、覺得最溫柔的女生面前裝模作樣。

是的，小時候不懂的事，經過人生的歷練，我們也懂了。鬥雞眼、自閉的女同學，並不是智能不足，而是需要更多的特教與包容。而在那個特教不流行的年代，我們不但不知道如何對待，捉弄、霸凌，更是常態。我從小就被「認定」是個有正義感的小孩，被安排坐在女同學的旁邊，可是，其實我也只是個求表現的孩子，與其說是保護，其實是對她的控制慾大過自己的愛心。

中午，女同學的便當裡，偶爾也會出現看來可口的燒賣，羨煞大家。要知道當年的張媽媽連個煎蛋都能煎得焦硬，這可讓我羨慕極了！下午放學時，有時也會看到她衣著整潔、白皙秀氣的母親來接她回家。她的母親應該也是愛著她吧！不知道生養這樣特別的孩子的她，在那個民智未開的時代，是否也因承受別人異樣的眼光而痛苦著？

變與不變

老同學問我：「玉蓮，妳覺得妳從小就是這個個性嗎？還是我記錯了？」

我懂。他的意思是我變了，個性變得和小時候不一樣。小時候的我可是出了名凶狠的風紀股長啊！呵呵，誰不會變呢？人都是會長大的。經過了時間、度過了職涯起伏、看過了親人生死，我們都會不一樣，變溫柔、變體貼、變開放、變得容易原諒，也變得更勇於承擔。但是轉身回頭看看小時那麼純真但不完美的自己，嗯，還是有些遺憾。

後來得知一個令人驚訝的消息，被霸凌過的女同學已在不久前過世。她竟是班上最早走的同學。正當我們討論著下次同學會要不要找她來、她會不會來、而小時做錯的我們該怎麼面對……死亡卻沒有結束所有人的疑問，只有更多的疑問和驚愕！

是的，死亡一直沒有離我們很遠，而我們也不是永遠有機會說抱歉。她好嗎？走的時候寂寞嗎？還是在眾親友的環繞下離世……我們的心中有好多疑問。但求在另一個世界，有一群溫暖善待她的人等待著。而遺憾的我們，只能從教訓中學會善待其他人。

隨著夕陽西下，小學同學會就在同學們一聲聲告別中結束了，下了高鐵，我又回到了那個四十五歲的我。四十五歲的大人，要上班賺錢，要早起送飯，雖然沒有百分百成為小時候作文中的自己，但是，日子過得還可以啦！

同學們，明年見！

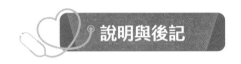

五十分之二十五

在 2017 年年底的某一天，我的門診名單上出現一個記憶中熟悉的名字。正當我向隨診的護理師提到，這個病人的名字跟我小學同學好像，年齡也一樣，會不會是同一人…… 門一打開立即走進來我的小學同學。

♡ 姿友、燕子、瑩、芸菁、宇菁、棠、忠平、王、雪

「玉蓮，我是姿友！」隨即兩個女人「啊！！！」地尖叫成一團。原來姿友早早嫁來中壢，就住在離我家不遠的地方。她因為心臟不舒服，看到我們醫院門診表上我的名字，決定來一探究竟。

起初，是當會計師的燕子看完〈那一年我們一起追的女孩〉這部電影有感而發，想來找回小學同學，於是組了一個「南師附小六年丁班」的 line 群組。當時在群組裡，已經有了當過空姐的瑩，在泰國當國小老師的芸菁，在南部當小學校長的宇菁，在勞動部人力發展署當課長的棠，精密機械當經理的忠平，長得像肯德基爺爺的王，還有姿友從小到大的好朋友雪（此人在元大證券上班，從小數學不好的她，現在是我們全班的財經顧問）。

♡ 澤、阿杰、頤

當晚我們在群組裡聊得好起勁，大家好像回到小時候，聊到都捨不得去睡。之後，燃起了我們熊熊的尋人烈火。首先，在台南二中校

友會捐獻名單上發現了澤的名字，沒經任何波折，在美國當電腦工程師、防人之心也不強的澤就回信給我。澤和阿杰還有頤是從小到大的死黨，一直在連絡中，於是，頤和活潑的阿杰快速進了群組。

💗 葳葳、麟、智

葳葳是阿杰小時候的女神，是我們的三朵班花之一，阿杰一直都知道她在哪裡開公司，所以順利聯絡到她。然後杰又找到的在華碩當銷售經理的麟，用 D-link 敲他的時候，他正在開會，想說怎會有這麼心急又不死心的詐騙集團？我呢，在大成國中的家長會名單上看到智的名字。小學時是坐我隔壁的智，名字其中一個字很特別，應該不是別人，所以透過家長會長，順利地找回在越南管理大工廠的他；巧的是聯絡上他的時候，他人正在台灣！

💗 瓜子

要找瓜子並不難。瓜子是當警察的，有人看過瓜子當警察被表揚的新聞，確定照片裡那就是他，那張臉從小到大沒變。我依著新聞裡瓜子工作的派出所打去問，電話那頭問都不問來歷就把電話遞給了瓜子。（原來警察是這麼不注重個資的群體啊！）瓜子進群組第一件事，是信誓旦旦嚷著負責尋回兒時好友智。結果已經在群組裡的智立刻冒出來：「你找我幹嘛？」大家笑得人仰馬翻。

💗 佩菁、彥、淑婷、許老師、泰宗、逸文

之後，大夥想起佩菁她弟在某大學教書。他有公開的 e-mail 信箱。（嗯，這個不賴！）於是幾個同學紛紛寫信給她弟，在我們的追殺之

下，佩菁很快被交出來。然後佩菁想起，小時候坐隔壁的彥的爸爸當年是六信高商的校長。於是我打去六信高商校長的辦公室，向彥的哥哥順利要到彥開美術班的電話。彥不愧是一直生活在家鄉的人，他的小朋友也在附小上學，接孩子時會遇到淑婷，和許老師、泰宗、逸文也有保持聯絡，然後，逸文和泰宗就這麼進來了。

♥ 雅琳、謹、廖象

逸文是殯葬業的，也是個了不起的大體修復師，還常常幫忙法醫驗屍解剖。我們常笑稱我們是一條龍、同一個產業鏈的。泰宗嘛，在新竹工作，領著高薪。由於工作頭銜太長，我從來沒搞清楚他是幹哪行的。雖然他跟我說明過很多次。泰宗想起自己有在大陸工作的雅琳的微信帳號，雅琳進群組後，又去找來賣飯糰的謹。最後，在開出租飛機公司的廖象是瑩邀進來的。果然，廖象要美女出動才行。就這樣像老鼠會一樣，我們一個找一個，尋回彼此。

我們是台南師範大學附設實驗國民小學第四十屆畢業的學生。全班只有五十個人。目前找回了二十五個同學，還找回來當年的班導師。要不是礙於個資法，以同學們現在從事行業的能耐（警察、銀行……），我們應該可以找回更多的同學吧？

中年的我們，總是在群組裡天天聊得天南地北，有困難時，群組裡總有人可以提出幾個好建議。這是個辛勞的年紀，但是有了彼此相伴，日子變得好過多了。

憂鬱中年

憂鬱症是不容小覷的精神疾病。面對任何精神疾患，我們要以坦然的胸襟、正確的觀念和態度，即時為自己或家人尋求醫療協助。

我過了一個很意外加感傷的中秋節。

不是因為沒人陪我烤肉，而是我有一個動作很快、愛騎重機的小學同學，在中秋連假前，迅雷不及掩耳地結束了自己不到五十年的人生；然後，在我們驚訝多於悲傷、還來不及感到失落的時候，要趕在收假完的隔天辦完告別式。

自毀的流星

　　大家在不及換班、請假的情況下，在假期中匆匆南下群聚在他家。我的同學有個極有繪畫天分的老婆和兩個知書達禮的女兒，孩子們正要升學大考，家裡的男主人卻突然走了，我的天哪！我們當年考大學前，家中可沒發生這等大事。又要準備考試，又牽掛著父喪，可想而知孩子們的內心如何動盪！

　　還記得我大五期末考的某天，我的外婆突然走了。外婆對我而言就像我的第二個母親。當天我們匆匆趕到醫院，道別加善後忙到深夜，回到家中，電光火石的回憶，讓我和母親夜不成眠。自然，隔天的眼科考試就順理成章地被當了，最後以暑期重修補考收場。一想到此，就忍不住要探望她們。

　　坐著高鐵回去的一路上，我望著熟悉的西部平原，細數著路過的車站、河流：

　　新竹、台中、嘉義……
　　大安溪、大甲溪，濁水溪……

　　三期稻作正開始生長，好嫩綠的稻苗啊！還不到迎風搖曳的高度，卻像新生兒般新鮮可愛；沒有被建築物占據的鄉下，一叢叢茂盛的樹木恣意生長在山坡上，好有活力啊！以前的我怎麼這麼浪費，不知道停下腳步欣賞這一片欣欣向榮？

　　親愛的同學，天地間這麼美好，你怎麼不能打開你的靈魂，好好再看它們幾眼！？

　　女兒們得體又貼心，在母親還在樓下招呼陸續到達的同學當下，

替我們擺好了桌椅，斟好了水；做太太的也算鎮定，老公早已低潮超過半年，這個家一年多來算是她撐起來的。我們談著小孩的教育，談著我們和女孩們共同的母校——南師專附小，大家圍坐在一起，彷彿回到了小時候，對比今昔，一時間忘了傷痛。

只不過到了白包遞出來的時刻，眼淚還是忍不住流下來。今後的日子一定是辛苦的，一年前早知道，如今只是更確定。

在此，我還是忍不住拿出專業的角度，奉勸大家注重心理健康。由於本班有同學民智未開，老是認為憂鬱症在這個世界上不存在，歸咎是活得太好。聽得我一時氣短，決定來科普一下。

不丟臉！憂鬱症只是疾病的一種

憂鬱症是一個大腦內分泌不平衡引起的疾病，它跟教育程度高低、意志力強弱、抗壓性大小無關，好發在秋冬季。

它的症狀有：低落的情緒、難過、提不起興趣、沒有性慾、反應遲頓、無法專心、食慾不振、體重減輕、失眠，甚至還有自殺的企圖。它可以有促成因子或沒有，症狀可持續超過兩週。它是一個需要藥物加心理治療的疾病，人的一生有 15% 發生的機率，比闌尾炎發生機率還高（5 ～ 7%）。我們沒有理由忽視它，也不能很勇敢地期待它不藥而癒。

由於憂鬱症會有自殺傾向，不治療的憂鬱症有很高的比例會選擇結束自己，以擺脫痛苦，實在不能大意。在就醫前，更要拋棄精神病污名化的成見，敞開心胸讓專業幫助自己。正如同紓困請求補助，要提出財力虧損證明，面對治療時，要勇敢地跨出求助的第一步，讓專

業有機會剖析自己，輔導自己，並且穩定地回診接受治療。

憂鬱症不是不可治癒的，但是不接受治療輕生的風險不小。請大家多多關心身邊的家人朋友，若有憂鬱的傾向，除了傾聽之外，更可以幫助他們尋求專業協助，跨進身心科的診間。

最後，祝大家身心健康，不要讓錯誤的就醫觀念，奪走我們美麗的人生。

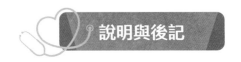

說明與後記

放心去就診，很多人讓你靠

大家求醫過程中最困難的一點，就是跨進身心科診間。求診精神科讓很多人覺得很難堪。多數人認為，看精神科就是承認自己「有病」，而且是「神經病」。「神經病」都是要被關起來的。這些錯誤的觀念常常讓人裹足不前。

♥ 己所不欲 勿施於人

是的，精神疾病長期被人類的社會污名化這早已是事實。但是，情緒性疾病一直都存在，也是我們人體的生理疾病之一。舉例來說，憂鬱症的發生除了跟心理事件有關係，也和多巴胺、正腎上腺素、**血清素（serotonin）** 等內分泌分泌不足，以及遺傳構造有關。

憂鬱症、躁鬱症也有遺傳傾向（患躁鬱症遺傳給下一代的機會約

是十二分之一）。從這裡我們可以看出，情緒性疾病不是什麼「意志不堅定」、「日子過太好」的問題，也不是「想開」就能解決。會生病不是你的錯，也不可恥，相反地，它需要藥物治療和心理諮商。

我身邊不乏同事、家人、朋友患上憂鬱症。我覺得最困難的就是如何讓他們卸下心理負擔去就醫。看清楚哦！我的同事包含醫師、藥劑師……這類醫護人員，大家實在難以想像情緒性疾病被誤解的程度和廣度。愈是知識分子，主觀就愈強，認為自己可以不用靠藥物就「戰勝」這個疾病，就更諱疾忌醫。可是我深知，不就醫，病情起伏的他們有多危險，包括自己的性命存亡。

平時我的門診雖然是心臟外科門診，但是我發現，很多患者來看我的門診，看的不是心臟，而是情緒。我總是對排斥去精神科就診的患者說：想像我們是一艘快艇，是在波瀾不驚的湖水航行得比較快？還是在驚滔駭浪的大海、風雨飄搖地航行比較快？

情緒性疾病是你生活的牽絆，你要讓你的心情是如湖水一般平靜？還是像颱風夜的大海？我會把生理學內分泌那一套講一遍，問他們：你會因為你得盲腸炎感到羞恥嗎？你會希望你的盲腸炎不藥而癒嗎？那為何一個內分泌不足、能用藥物控制改善的疾病你會不願就診呢？

♥ 心病還需心藥醫──不覺羞恥，身心疾病就好一半

我的朋友告訴我說，他難以在家附近的身心科就診。因為他怕遇到自己的熟人。我說，無所謂。如果你不怕麻煩，那你就去遠一點的醫院吧！如果真的遇到熟人怎辦？他問。我說，那就說你有睡眠障礙，是來改善睡眠問題的。

如果在路上遇到醫師，要打招呼嗎？他又問。這你就放心了！精神科醫師受的專業訓練告訴我們，如果你選擇不打招呼，他們也理解，會裝不認識的。這是他們這專科會遇到的場景，不必擔心，他們知道如何處理。重點是：看個病沒什麼好羞恥。照顧好自己不是最重要的事嗎？

求診是治療的第一步。如果你因為新冠疫情而生計受影響，要向政府申請補助，但你不提出財損證明，讓人家知道你多窮，補助要怎麼發給你？同樣的，如果你得了情緒性疾病，工作上難以穩定，生活難以持續，卻又不就診，人家要怎麼幫助你？那只會急死你心愛的家人。

另外，有一幫人認為：所有的西藥都是不天然的，都是毒藥，都會傷肝、傷腎、傷胃。讓我們想一下，醫生受過專業訓練，所開的藥物的副作用大多知曉，而且每一個副作用也不會在每一個服用的患者身上都發生。再不然，現在開藥系統查詢起來也方便快速，透過抽血監測和問診，一個好醫生能不替患者調整到最好的用藥嗎？還有，糖尿病、高血壓需要吃藥控制改善，可是精神疾病卻要靠自己好，這麼高的要求是要逼死誰！？

我知道大家很多人想看所謂的「心理醫生」，是像西方國家電視上演得那樣，躺在舒適的躺椅上問診的那種。但是，在我們國家的醫療體系，精神科就是身心科，就是情緒性疾病的就診科別。而大家眼中的「心理醫師」，他們是從醫學院醫學系畢業，受專業訓練，拿到精神科專科醫師執照，才能替您診斷、開藥、諮商的醫務人員。

而心理諮商師是醫學院心理系畢業，拿到諮商師執照，才能在配合有醫師替你看診過後的情況下，從事心理諮商的行為。他們並不是

獨立看診作業的醫事人員，是治療的一環，但是對精神科醫師的治療輔助非常重要。況且，躺在躺椅上就診和坐在椅子上就診，價位差多囉！沒聽過外國人都稱讚我們國家的健保制度讓醫療便宜又大碗？大家不要放棄利用啊！

　　中年了，我希望大家都能照顧好自己的身心，不要讓錯誤的就醫觀念，害了自己，也在家人身上留下難以磨滅的創痛。

新家

難得有了個屬於自己的地方。我想把它整理好，卻天天累得力不從心⋯⋯

終於還是把廚房裡的掛鉤釘好了！

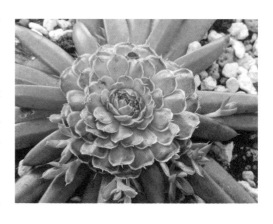

搬進新家已兩個多月，可是廚房的掛鉤一直沒有釘好。廚具一團亂地散放在碗櫃上；日曆躺在鞋櫃上，壁鐘任意平放餐桌和五斗櫃上，要看時鐘還要把頭湊過去⋯⋯

吩咐老公在我不在的時候把釘子釘好，可是每晚回到家，進度都一樣是「零」。

叫他叫個水電工來，他還說：「不用浪費那個錢啦！我會弄啦！」於是乎每天早上起來在使用廚房的時候，我就在想：奇怪！我是乞丐

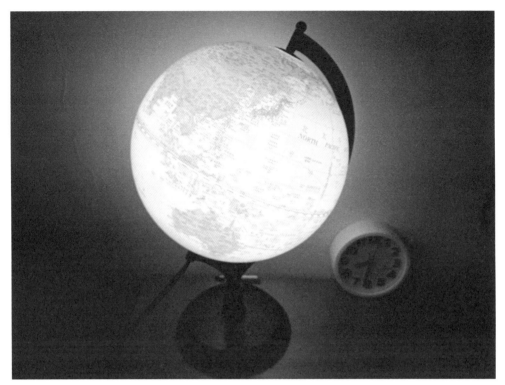
▲ 蒐集多年，終於在新家床頭點上的地球儀小夜燈，讓我心滿意足。

嗎？明明自己有個新家，怎麼搞得自己東西要用還找不到！？

　　這天，我拖著疲倦的步伐下班回來。一開門，只見那一人一貓都躺在沙發上，我那口子正開著電視，講著手機，讓老娘我看了忍不住火大。

　　我走過去，一聲不響關了電視。機伶的老公感受到殺氣，急忙切了電話：「好的、好的，我再打給你……」

　　電話一切，我就開腔了：「家裡是沒人了是吧！？叫你釘個釘子，兩個月也釘不好，我叫水電工來還比較快！」

這時，晚上九點多，老公才不情願的拿起電鑽鑽洞，就在我悶不吭聲地熨燙衣物的當兒，釘子一個個釘好了。

委屈了，我的鄰居。

不過，就這麼一次，打擾了。

早上起來，看著廚房裡陳列整齊的廚具，我心裡真有說不出的滿意。這就是我要的家。我不要多貴的裝潢、多大的空間，我只是要照我自己的方式布置。餐廳裡選我自己欣賞的燈，書櫃裡放著我多年收藏的書，床上鋪著自己做的床單，床頭有盞溫馨的地球儀小夜燈（告訴你們，我買了它好久了！就為了這一天的來臨），然後，廚房裡有取用方便的廚具，廚房的灶台，是我的高度……

只有在這時候，覺得賺錢真好，再機車的同事，我都可以忍了。

誰應與我相守

同時想要愛情與家庭是人性。但是，真的無法兼得時擇其一負責是取捨。

今天看門診，一年前肺栓塞昏倒被急救回來的患者坐著輪椅回來。

他是由姑姑推輪椅回來的，我看他恢復得愈來愈好，很是替他高興，結果他看起來心情反而不好。我問他為什麼，他說，老婆都不跟他講話，老給他臭臉。不但不跟他講話，還叫兒子不要理他。他強調：「我給她很多錢欸！」他說，而她只會拼命挖他錢。他說她有憂鬱症。

我說：「會嗎？」

「你那時候病得不醒人事、生死未卜的時候，她快嚇死了，而且，每次都只有她一個人來，每次我解釋病情，要她簽手術同意書，我看她都快哭了。」解釋病情解釋到最後，都變成我在安慰家屬。

這樣的好女人會突然嫌棄起老公？

我說：「到底是怎麼回事？」由於後面一大堆人候診，我告訴他，

「我不猜了。你們的問題，你自己講。」

他支支吾吾，說：「第三者。」

「蛤！？」我說：「是貴照（他老婆）嗎！？」（為何我知道她的名字？因為所有的同意書都是她簽的，前前後後不下十幾次。）貴照愛上別人了？

他說：「不是。是我。」

「蛤！？！！」我大吃一驚，坐輪椅還這麼忙！？

結果他說，婚外情在他出事前就有了。她是他事業上的夥伴，他說，沒她，他沒辦法賺那麼多錢。

多少？我問。

「一個月二、三十萬。」

蛤！？！！這次我蛤在心裡。比我多啊！可惡。我當初拼命把他救回來，就是看他老婆弱不禁風、一副家庭主婦的樣子。擔心她們孤兒寡母，萬一這個一家之主死了怎麼辦？結果……我瞎了我。

他不服氣地說，他現在沒工作，也是給她很多錢啊！「一個月 5 萬欸！」他強調：「她都不跟我講話，還叫兒子不要理我。」他又講一遍：「我給她很多錢欸！」

我問他：「你女朋友叫什麼名字？」

「叫月雲。」他說。一個男人可以坦白說出在外面女友的名字，也算得上對她有真感情。

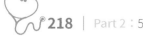

「那你有要跟你的月雲（他女友）分手嗎？」他沒講話。然後他又再講一遍，他是做電商的，月雲是她的網路行銷經理。沒有她，他沒法賺這麼多錢。哦？有這麼不得已的愛情？我只聽說過做女兒的為父還債而嫁作人妻，沒想到天底下也有這麼慘的男人。

　　我說：「要是我是你太太，我也不要跟你講話，我也會叫兩個兒子不要跟你講話，我也會一天到晚說要把你趕出去，然後，心一軟，沒有真的把你趕出去。」

　　「你自己知道，你該做個選擇，要嘛，就和月雲好好分手，要嘛，就跟貴照離婚，好好補償她。」

　　「沒有女人可以容忍老公在外頭有女友，拿錢回家就好。除非她不愛你。」

　　「但是，依我看，每次簽同意書的恐懼是真的。她應該還愛你，你要好好做選擇。」我看他姑姑在旁邊，笑而不答，我想，大家應該都知道對錯吧？好不容易搶救回來的生命，大家要好好珍惜，一起過日子啊！我們不是天天有權利用鼻孔呼吸新鮮空氣的，還記得前一陣子喉嚨插根呼吸管呼吸的感覺嗎？

　　不想繼續家人的緣分，那就離，好好補償自己的太太。不要一直強調自己已經給很多錢了。患者不聽，還繼續強調：「她自己也賺很多啊！一年一百二十萬欸！她做銀行的。」彷彿他跟她之間只剩帳目沒算清楚。

　　（可惡，夫妻都比我有錢，還鬧。）

　　看他這樣講不聽，我嘆口氣，說：「如果，貴照要的是錢，就不

會一直要一直要錢，你太太應該還是愛你的，是你自己不肯好好講清楚。」真的，做人不要太貪心。老婆，一個就好，人生不要搞太複雜。太太有工作，自己自足。她要的是愛，不是錢。她真的沒有對不起他，在他昏迷不醒的時候，是她在煎熬地過，簽下每一份手術同意書。是我也會不甘心啊！這已經不只是夫妻而已了，是戰友。

那時他在住院期間，適逢新冠大流行，訪客、陪伴限定都很嚴格，陪客限一人。他身邊只能由看護陪伴（他很重，只有看護弄得動），所以，他和他太太只能在樓下見面。他生病，來看過他的只有他太太，沒有別的女人。那時是冬天的假日，冷冷清清的樓下大廳，硬硬的候診椅，只有他夫妻倆。唉！感情的事不是我們外人能斷定誰對誰錯的，話雖如此，但是，這對同林鳥我應該可以。

人都坐輪椅了，還不講清楚？這頭捨不得人，那頭捨不得錢。還是個大人嗎？

下次，我要問他，如果月雲真的愛你，怎麼是姑姑推你來看病？不是月雲？

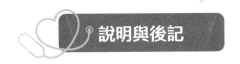

愛與責任

　　這個話題比較禁忌。這是一個講求一夫一妻的法治社會，目的是為了維持社會秩序和公平性。但原始的人性和自然界的動物行為告訴我們，伴侶關係未必是一對一。進入中年大家也許會發現到，即使我們和自己的伴侶有婚姻關係，其他異性不管單身與否，仍對我們具有吸引力；反之亦然。這無關對錯，這是真真確確存在的事實。

　　但是婚姻是一個又一個的責任，我們有對彼此照顧的責任，也有共同養育下一代的責任。所以不完全是選我所愛、愛我所選的問題。是否要離婚勇敢追求真愛，還是留下來一起繼續家人的緣分，沒有一定答案。唯一不變的道理是給所有人妥善的安排和交代。大家不是活著來互相折磨的，說清楚講明白，所有人才能 move on ——向前進。

　　達賴喇嘛說：「尊重自己，尊重他人，並對自己的行為負責。」（Follow the three Rs：Respect for self，respect for others，and responsiblility for all your actions.）

　　謹以此篇獻給我陷在三角關係中猶豫迷惘的好友。

滿月圓「聚樂部」

人生裡有這麼多美好的事物，我該講給誰聽？

今天是大年初二，我做了一個決定。我決定結束一個從去年由我發起的群組——「滿月圓俱樂部」，是為了我身邊單身的男、女好朋友們設的，希望大家偶爾約出來走走，讓大家不要關在自己生活的小圈子。後來疫情的關係使得我們一直無法成行。

所幸，令人驚喜的是，群組裡的夥伴們在這一年中也紛紛脫單，總算有人有了開始。我在興奮之下決定結束這群組的階段性任務，會結束是因為我覺得剩下的成員可能再無法擦出火花，該去放眼別人了。以下是我寫給他們的信：

親愛的滿月圓聚樂部的夥伴們大家好，又是新的一年。相信以我們的年紀，祈求平安健康是不可少的；至於發財的話，該發的都發了，不會發的，呃⋯⋯就老樣子囉。

我相信大家在除了以上一般一定要的期待外，一定還有心願。人生，除了功成名就，讓家人不愁吃穿之外，剩下也該來照顧自己了。

2004 年，我一個人到土耳其的伊斯坦堡開會。在那之前，我已自由行走訪過幾個國家，所以出發前我想，此行應該跟我過去的經驗不遠。不料，近二十年前的土耳其其實就是一個典型的伊斯蘭國家，東方人少，單獨走在街上的東方女人更是少之又少，自己一個人走真的很困擾啊！

　　幸好，遇到了國內也是去開會的學長們，我才有機會有個伴。可是有天下午，我睡過頭了，當我匆匆從新城區趕到舊城區和學長會合（學長不愧是學長，連住哪裡都知道要離觀光區近一點，不像我，住離開會地點近，根本不好玩。）學長們等超過一個小時，就先行離開去玩了。那時還沒手機可連絡（唉！其實是我捨不得開漫遊）所以，沒能連絡上熟人的我，自己一人走到附近的藍色清真寺坐下來。

　　此時正好開始清真寺的晚禱，悠揚嘹亮的晚禱聲透過麥克風傳遍整個廣場，好舒服、好平靜的感覺啊！我好像整個人沐浴在春風裡。

　　這時，我突然想到回去台灣後要跟誰分享這個感覺咧？我跟他 / 她分享時，他們能感受到我當下的十分之一的美好嗎？我當時單身，也感覺良好，可是忽然間我明白了，有個人來一起分享我感受的一切也不錯，這樣，回國後，我可以藉由分享、討論，回味旅行的樂趣好幾遍。旅行要有個伴，人生的旅途也是。

　　也許是從那年起吧，我興起「找伴」的念頭。當這念頭開始有了以後，一切也開始有了進度。快也好，慢也好，我在 2014 年帶著我的老公，來土耳其自駕遊，也帶他來藍色清真寺坐坐。雖然他一路抱怨我玩得像行軍、一天走好幾個點，走得他哀哀叫，我們的旅途還是充滿驚奇與樂趣。

好了，重點是，妳/你有沒有開始認真找個伴呢？你們都很優秀哦，這世上多個人來了解你、陪陪你，也是很不錯的！很高興聽到我們聚樂部裡已有多人找到自己的對象，希望還沒找到的夥伴多多走出自己小小的生活圈，請給自己也給別人一個作伴的機會。你/妳的伴是不會從電視機或手機裡走出來的。除非，他是貞子。

大家加油！我決定結束這個群組，我相信大家都有彼此的連絡方式，感謝大家都很有禮貌地支持到現在，謝謝大家，再見。

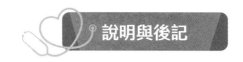

說明與後記

旅伴、伴侶

在我三十歲那年，我有幸拜訪了土耳其這個國家。之前我去過不少國家旅行，可是來到有歷史、有伊斯蘭文化的國家是第一次。有別於歐洲常見的巴洛克建築和普遍文藝復興時期留下的大量作品，也不同於亞洲以中國文化為主的藝術，我覺得伊斯蘭藝術品新奇又好玩。2D 繁複又精緻的圖案富貴又有趣。那時的伊斯坦堡不像現在充斥著滿滿的大陸客，我可以靜靜地欣賞這個美麗又古老的城市。

可當時我是「未婚婦女」（在保守的土耳其，如果身邊沒有男士陪伴，路上很多男人會跟你搭訕），為了人身安全，絕大部分時間我得乖乖跟學長們逛。要知道學長們的目光可不是歷史悠久的聖索菲亞大教堂，也不是藍色清真寺，和托普卡匹王宮，而是旁邊小巷裡的紀念品店。

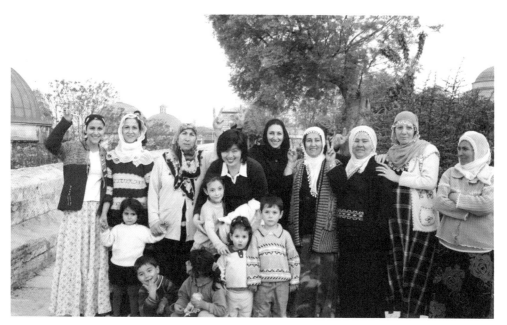

▲ 2004 年於蘇萊曼尼清真寺外巧遇土耳其的一家人，全是女眷和小孩。她們熱情地邀我合影。這是我最懷念的場景。

　　他們沾沾自喜買到比在義大利還便宜、精緻的歐式餐具組，然後扛著大大的箱子，在下班尖峰時間擁擠的地鐵上到站後擠到下不了車。於是我明白了！人生是個旅行，你需要好的伴。不管你們的目光是清真寺還是紀念品店，目光一致才有得聊。求人不如求己，找伴自己來吧！

　　進入中年後，我更發覺身邊的好朋友當中好多單身男女。奇怪你們不是交往過好幾任異性朋友嗎？大家情史這麼豐富，怎麼一個對象都沒逮到？了解原因後，才明白有的是多年交往的對象分手，有的是離婚或伴侶過世。

　　大家經濟能力都不差，自給自足的生活和封閉的生活圈，讓再找對象變不容易，動力變低了。可是就像我說的，旅行有個好伴不寂寞。從年輕時大家都奮力地工作，職場上每個人都很優秀，到現在累積的

不小的經濟實力，值得給自己匹配一個好人哪！

　　中年找伴，經濟能力不是第一考慮，不要占彼此便宜，關心彼此，一起生活得舒服，才是更優化的伴侶關係。我也明白組一個未婚男女群組未必會讓每一個人彼此都看對眼，可是這是一個開始。

　　我介紹的對象，對你而言也許都是路人甲，但是你在比較大夥不同的個性後，也許更能在身邊挖掘出你能接受的對象。好了，別躲在家追劇打遊戲了。去買兩件新衣服，出來找伴吧！

最難忘的一個生日

第一次出國的經驗，像我的開光典禮，提醒我：原來世界「不止」這麼大。

大家記不記得自己最難忘的生日是幾歲時？

我記得最清楚的一個生日，是二十三歲那天。

那一年暑假，我第一次出國。跟著同學，自己辦護照，自己訂機票，自己搭飛機……就像是個成人禮，我第一次踏出了自己的舒適圈。

我們到德州當參訪學生。看著他們的醫學生在宏偉的建築、優良的師資環境下學習，內容充實的課前講義讓我羨慕，我在心裡盤算著這場已經輸掉一半的遊戲，要如何在下半場扳回來。

隨後我們飛去東岸，找同學的親戚。雖然設定行程的後半段是純娛樂，但生活的點點滴滴還是讓我開了眼界。他們是同學的舅舅和舅媽，早期從台灣大學畢業，靠著自己的努力，來到美國留學，是一對在歧視亞洲人的美國社會中，努力而驕傲地占有一席之地的華人夫妻。他們的兩個孩子，也是優秀的醫學生。看著初次見識美國社會的我們，這對夫婦帶著提攜後進的心情，特地休了五天假，陪著我們去參訪耶

魯、哈佛、約翰霍普金斯、時代廣場、華盛頓特區。

最難得的是,開了七個小時的車程,來到尼加拉瀑布。那天剛好是我二十三歲生日。由於時差,我根本搞不清楚今天是幾號。站在宏偉的瀑布前,我感歎著自己無法接受到的教育,也感激著開眼界的這一天。人生從來是不公平的,但我們只能站在自己目前的立足點上,全力以赴地向前邁進。

如今,我已活到當年歲數的兩倍。不知道世界的另一個角落,是不是有另一個剛滿二十三歲的人,正瞪大眼睛,感受著他剛要開始認識的世界?

我要告訴他的是:「這個世界又大、又新奇,只要你擁有感受的能力,面對非難,你要勇敢地去迎敵;面對溫暖,你要大力地去擁抱,因為,真的,每一天都值得珍惜,回頭看來,都是美好。」

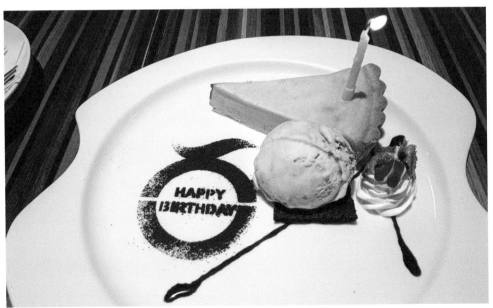

▲ 本人四十六歲生日晚餐的蛋糕。四十六歲正是當年第一次出國的歲數的兩倍。想起那個站在尼加拉瀑布前,驚覺當天是自己生日的夜晚,仍恍如昨日。

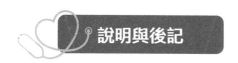

分享

　　偶爾在過生日時，會回想起那年那個二十三歲的生日。還記得同學的舅舅、舅媽夫妻倆特地請了五天假，陪我們出去玩。想想當年的他們就如同我現在這個年紀，對天天忙碌的中年人來說，年休多珍貴啊！他們居然撥給我們五天。在回國去機場的路上，我摸索出行李中旅行前期自己在 NASA Space Center 蒐集到的紀念品，在很捨不得的情況下，短短寫了封信，連同紀念品送給了同學的舅媽。

　　還好禮物我送出去了！因為經過這麼多年，我們不曾有機會再見，我無法表達我的謝意。我只能希冀自己有更多的能力和年輕人分享，就像當年的他們一樣。

路過的愛心

日子不總是天天晴朗，生活裡總有小不幸。但是，總會有好心人，把他能力所及的愛澤被給其他人，拯救了被生活打趴的我們。感恩再感恩。

許多親友問我為何我的小白車消失好一陣子？自然是有緣故了，現在也算事過境遷，可以來談談這件「修車慘案」了。

話說一個多月前的週五，我照例工作到很晚，從醫院出來時已過午夜。深夜的竹北下著濛濛細雨，很冷，我只想趕快回家。

走到小白車邊看到擋風玻璃上夾著一張便條紙，沒想太多就順手拿了起來。紙條因為被雨水濡濕而碎成多片，累到無法思考的我未經檢查就順手扔進車後座。

等開車回家後，燈亮一看，我的天啊！從車前門到後葉子板，出現一道又紅又深的凹痕……腦袋一片空白。尤其一週前我爸才剛脫臼開刀，另外還有一大堆事情要處理，現在又加上這一大條！我還是無法從驚恐中恢復過來。各位看倌，可以想像我當時欲哭無淚的心情嗎？

進家門後，我報告老公這個不幸的消息。老公氣急敗壞：「妳是不是又亂停車了！？」

沒有。我停在路邊停車格裡。

還沒坐下來吃一口飯的我，求他別講了。

不過，老公是對的，趁著我洗澡、吃飯的當中，打給當地派出所報案，繼續幫我連絡。

隔天是週末，本想好好休息的我，暈著腦袋，又去了一趟竹北。派出所的員警無奈地表示，當地此處才發生一筆竊車案，由於附近監視器不夠多，店家的監視器又朝向自家收銀櫃枱，照不到馬路，他們根本無法查出何人所為。聽得讓人好不絕望。

這時老公盯著小白車，突然抓起擋風玻璃上僅剩的一小塊紙條碎片左看右瞧（因為雨後風乾，紙條還有一點黏夾在雨刷上），終於發覺上面有寫字！

老公催促被動的我，去後座把所有的碎片找出來，再加上擋風玻璃溝槽裡剩餘的碎紙片，終於，拼湊出完整的訊息：

大約 12：25 左右，金達巴士（紅）右後……K@E-082

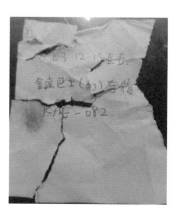
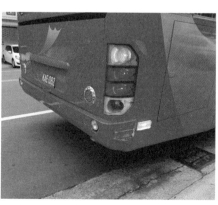

◀ 左圖是好心的路人順手留在我擋風玻璃上的紙條；右圖則是尬到我的遊覽車的紅色車身，與我車身上留下的紅色烤漆刮痕相符。

歐耶！！～～

原來是附近的遊覽公司的車子弄傷了我的小白。

起先，警察打去詢問，找到司機，以為他會自己來警局做處理。沒想到他矢口否認，還強辯不見得是他弄的。

小警官私下告訴我們，如果沒有證據，就不能告他肇事逃逸，遊覽車一般都有前後行車記錄器，應該是有影像記錄，這時就要看對方公司有沒有良心和誠意要賠償了，要耍賴也不是不可能。

我們在警局裡傻傻地空等了老半天也不見當事人過來。這時，這位小警官默默走出去。我問老公：「他要去哪？我們還要等多久？」

老公邊滑手機邊回我：「不知道。照他的話做。」

不一會兒功夫，警察配槍押著遊覽車司機回來了！我又驚又喜，本以為就要有人可以求償，沒想到進來的年輕人（也不小了，三十幾）是個無賴，強辯說他不知道。可惡！

不過，因為有警察在，他囂張的氣燄收斂不少，再加上他右後保險桿的擦傷和我的車的擦傷高度顏色穩合，他只能辯解他沒有肇逃，賠是跑不掉了。真是！

我告訴他，我暫時相信你。可這個混帳居然繼續說，他才剛上班第一天，他沒錢。這話聽了自然讓人嗤之以鼻（你們看，連這種騙人的話都可以出口，真是太惡質）。我拍拍他的肩膀：「做人要誠實。」結束他的繼續胡扯。

警察幫我們雙方製作了筆錄，然後替我們留下連絡方式。離開警局後我又再次折返和小警官請教有沒有其他撇步可以較快處理好這事

情。他低調告訴我，這是財損，除非提出證據加上對方有良心，否則會求償無門。

我再次謝謝他的幫助。他真是個好男孩，因為他沒有告訴對方這是屬於對方的優勢，卻是我的劣勢。

接下來，就是一連串的求償和討債的過程。對方保險公司只願意針對車體賠償，不願意賠償我後續的租車費。因為，我是天天要用車的人（誰不是？），那時適逢政府發放五倍券，我說：「你總有五倍券可以給我吧？」你們猜這位爛人怎麼回我呢？

「我也要生活啦，我交給我老婆了！」

怎麼？連老婆都拿來當擋箭牌？我不禁笑出來。老公繼續和對方保險公司軟磨硬泡，終於協調出租車費，而期間我們也換了一家修車公司估價，降低了修車費。

就這樣，忙碌的生活繼續碾壓著。我就像一顆卡在輪胎凹槽上的小石頭，身不由己地轉呀轉，老公也幫我持續和對方溝通，好不容易車子終於修好，和解書簽完，租車還完的當下，我才終於放下一顆心。我說不出這些日子我過得多糟糕，但總算過去了。我果決地安排年休，帶著老公去兩人的員工旅遊。太爽了！我從來就沒有放假放得這麼明快！

最後，我要感謝那位留紙條給我的好心人。經過在附近店家的查訪，無人見到事發經過，遑論留下紙條。而這可絕不是肇事人留的，自然是一位路過、見義勇為的人的愛心提醒。

感謝你的好心，讓我們在遭遇如此損失之際，還能找到人求償。在我陰暗晦澀的十一月，你帶給了我一絲絲陽光與光明燦爛。

生日蛋糕

你們跟我一樣，有想念的親人嗎？中年的我，常常回憶起無憂無慮的小時候。

早上早早爬起來，完成了一個鮮奶油巧克力水蜜桃蛋糕。

打發鮮奶油的材料是之前買的，原本是打算那時就親手做一個鮮奶油蛋糕給張爸爸慶祝八十五歲高壽的，無奈，因為疫情的關係，一直無法好好到醫院探病。我身為醫護人員，自然是不好意思給同行添麻煩。過去一兩年，「疫情」兩個字，是不合理生活和所有事情延宕的終極答案，也是藉口。所以，鮮奶油的原料也一直放在冰箱，放到快過期。

起了個大早，在廚房裡靜靜地忙。過去幾天，老公為了一大家子的年菜，廚房使用率爆表，唯有在他熟睡或未起床的時刻，才是我可以利用的空檔。

用磨豆機磨好糖粉，鮮奶油倒進來，我開始極有耐性地提著手持攪拌器打發鮮奶油。白色的 whipping cream，在攪拌扇葉的攪打下，

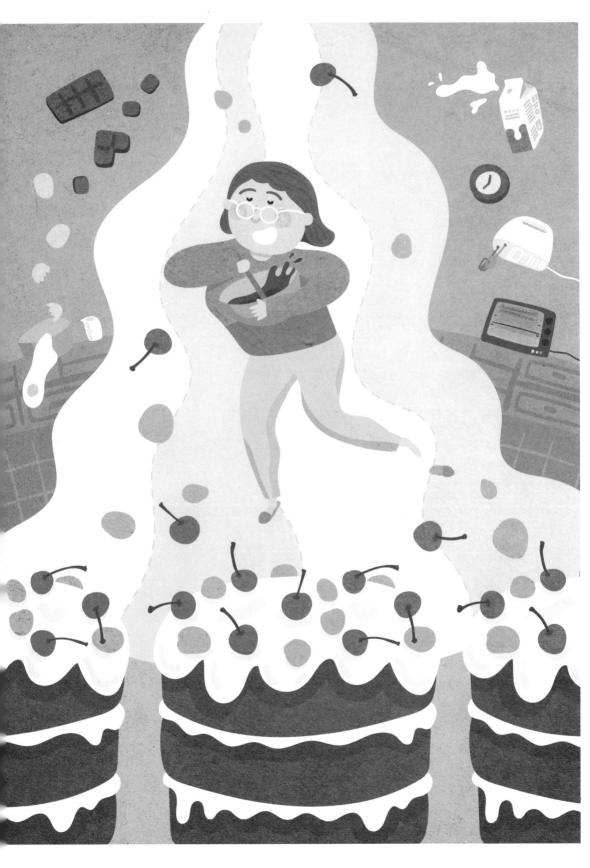

出現了細膩美麗的紋路。心想，如果哥哥、姊姊還在，應該時不時會探頭進來看看做好了沒吧？我從小就是家裡食量最好的小孩，我愛吃也懂吃，更會做吃的。

外婆因為受日本教育，所以燒得一手好菜。偏偏媽媽是個啥都煮不好的職業婦女，為了趕時間，荷包蛋常被她煎得焦焦的，我永遠記得煎蛋外面那圈硬硬的邊邊，像橡皮筋一樣咬都咬不爛，吞下去還能明顯感受刮過喉嚨的感覺。

上高中以後，家政老師卻為我的美食人生開啟了一道大門，她讓我們明白食物是怎麼變出來的！（她叫高喜香老師。老師我愛您！）

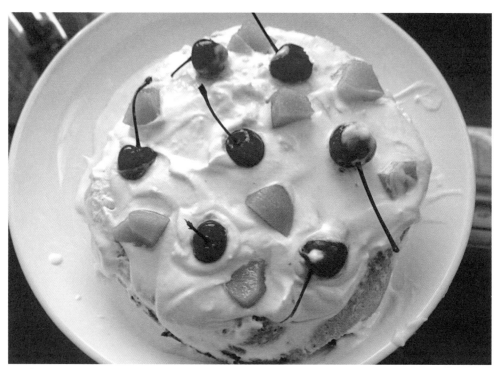

▲ 這是張爸爸八十五歲的生日蛋糕，更是我親自做的不專業水蜜桃鮮奶油蛋糕，卻是滿滿的愛。爸，我愛您。

有天老師教我們烤披薩後，那個週末，我就待在廚房裡打算再復刻一個。正當我埋頭苦幹的時候，我發覺哥哥、姊姊怎麼時不時跑進來看啊？咦？你們不是在看電視嗎？哈！原來，他們在看我烤好了沒有，等著吃啊！每個家裡總是有幾個不勞而獲的成員，但絕不會是我。嘻嘻，誰教我最懂吃、最會做，還做得最快？

蛋糕做好了，切下大大的一塊放進便當，待會兒和早飯一起送去醫院，讓外傭給爸餵下。再切兩塊放進保鮮盒，帶著，等會兒和媽媽一起出去走走。

可惜哥哥、姊姊走了，無緣嚐到我的好手藝。二姊長期住院，礙於醫院嚴格的規定，別說蛋糕，連一口外送的熟食都嚐不到，只能吃千篇一律的醫院餐，她已經吃了好幾個月。

哥哥、姐姐，如果你們是我的小孩，你們一定會很開心。因為，家裡時不時會有烤好、新鮮的蛋糕，而且會讓你們多到吃不完。再也不用拿刀子不偏不倚地將食物分成四塊，也沒有先選後選的煩惱。

時間不等人，無奈有些親人就是會先離開。不過，放心，我會帶著大家把日子過得好好的。

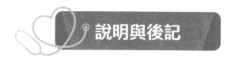

用搶的蛋糕最好吃！

每次在烤蛋糕時，我常會不經意地想起小時候。

那時候，我們四個小孩常會為了食物切的有大有小而錙銖必較，為講求公平性，還要等全員到齊才能開動。只顧吃的我們，也忘了給爸媽留一份。如今，大姊和哥哥已經過世，爸爸也失智，而我卻常常想起那段有父母庇佑和哥姊都在的日子，因為，大家一起搶的蛋糕最好吃！

賣花者言

上天沒有強迫我們一定要做好人，問題是你想要成為他人心目中怎樣的自己？

休假日辦完正事以後，和老公兩人就要跑去山上之前拜訪過的一個多肉大棚買土。因為土快用完了。

我要去的是一個位於復興區山區裡的花圃，之前去買多肉，一盆二十元，還買到一大盆一百塊的丸葉姬秋麗和美麗健康的水晶玉露。可是今天因為衛星導航不靈敏的關係，還差一個路口，我反而被導航帶到另一個名稱相近的多肉花園。我雖明白它不是我要去的地方，還是抱著逛逛看的心態進門了。

停好車後，有個農婦打扮的女人立刻上前來招呼，於是，不愛看花的老公又開始和對方聊天。在我觀貨的同時，我發現她的貨雖然種類不少，看起來很整齊，可是都偏小，又沒發根。一看就知道剛砍頭，回去要孵很久，而且有相當的折損率。於是我很不想買，想要找個理由離開。

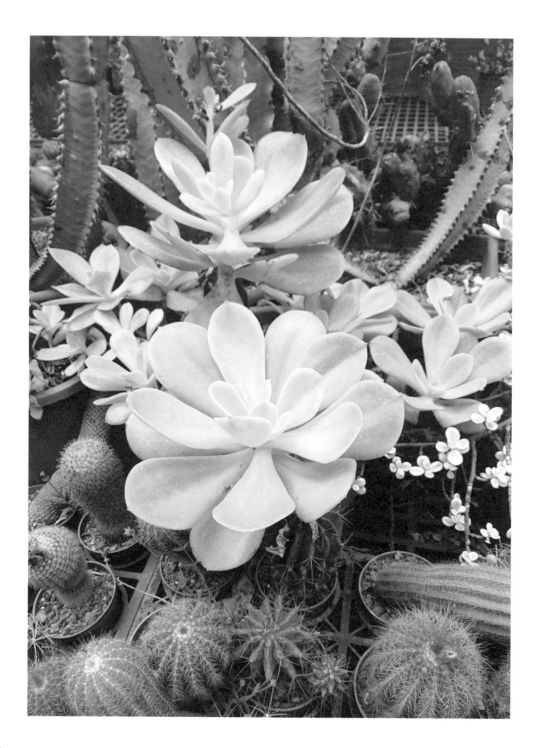

接下來再一詢價，一盆要五十元！更讓我內心立刻倒退三步。我心想我在市集或市場，三盆才一百元，店家還替我照顧了好一陣子，等到穩根了才賣給我。現在我車開到妳家門口，妳的貨小得要命，還賣我一盆五十元！？唉，妳自個兒留著吧。

　　這時剛好有人要開車出去送貨，要我的車讓道，我立刻趁機叫老公上車，快溜！

　　開到再下一個岔路口，我終於看到那個導航地圖上面沒有，卻是我們原本的目的地的多肉養植場。我輕鬆自在地開上去停好，去找之前認識的那位勤勞的阿姨選購。

　　沒想到剛剛那位「老闆娘」卻騎著她的歐多拜尾隨過來，說這兩間都是她的兒子們開的。又開始跟我老公尬聊！

　　由於之前就聽那位員工阿姨聊到老闆的後媽對九個繼子不怎麼照顧（讓孩子帶便當只有白飯沒有配菜。小孩沒辦法，自己帶生香腸放便當拿去學校保溫箱蒸。沒熟，吃了拉肚子……），而且還不讓小兒子成親，娶某個優秀勤奮的越南女生，所以我立刻知道她是誰。

　　當我逛著這個批發大棚的時候，遇到一兩位越南員工，我也想試探性聊聊她們老闆的娘，結果她們的表情都很不自然。她們對她的看法不言而喻。於是我決定聊點別的，免得我買不到優惠價。當我開始聊起別的，越南員工們才開心地介紹她們覺得得意的品種，還熱心地拿出以前手機裡存檔的照片告訴我，哪棵長大以後變漂亮後的樣子，一一推薦我值得買的好貨。

　　最後，在勤奮阿姨忙完後，我順利買到一大包便宜的進口泥碳土。於是轉身吆喝認真喇迪賽的老公上車。勤奮阿姨幫我把搬上車後就快

步離去。我知道那是因為她們「老闆的娘」正在向我們靠近的關係。我追上坡詢問勤奮阿姨貴姓大名並簡單介紹自己，還答應她下次會再來看她。

回程的路上，老公告訴我，老闆的娘在我和員工走進棚裡專心挑肉的時候，還湊過來看我買了哪些貨，又在我回來前若無其事的離開。這雖不會冒犯到我，但是也只是讓我更瞭解她的人品。

我感謝老天爺第一次就把我帶到誠實的人身邊做交易，也感謝老天爺第二次把我帶到不誠懇的人身邊做比較。原來，老闆的娘嫁了一個地很多、生意很大的有錢人，還有著九個繼子女。我很想告訴她，妳的錢很足夠了，以我觀察妳的心肺功能，夠用到妳剩下來的歲數還花不完、用不到。因此，妳其實可以不要控制別人那麼多，也不必那麼貪婪。這個世界上還有很多比錢還值錢的東西。

比如，人與人之間美好的感情。

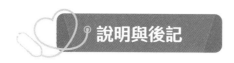

最好的結局

我喜歡種花。由於家裡是社區大樓，家中也只有那麼個向陽的小陽台，空間不夠的情況下，有些植栽我會種在社區樓下的公共區域。我們公共花圃非常精彩，有許多由退休或居家的婦女精心栽種、呵護的植物，大家將樓下的花花草草照顧得欣欣向榮，也不會吝嗇讓所有人欣賞所有人欣賞。

但是，看著看著的某天，就察覺某區塊的植栽漸漸荒蕪了。打聽之下，才知道某某老太太去住院了，接著再也沒有回來。久了之後，這塊地才又被有心人栽種上漂亮的花木，恢復了生機。

在這植栽的更替中，我深深感覺到，人從沒有真正擁有這世界上什麼。我們都是地球上的過客，我們可以不要那麼貪心，不必擁有那麼多，世界也不必繞著我們運行。

達賴喇嘛曾說：「**過端正美好的生活。這樣當年華老去回首時，你才能再次享受回味當時的美好。**」（Live a good，honorable live. Then when you get older and think back，you'll be able to enjoy it the second time.）

美好的記憶可以留在我們心底，不斷地滋養我們的生命。當我們軀殼老去不得不離開這個世界，帶著美麗的回憶離開，這就是最好的結局。

過年做什麼好

不愛熱鬧卻愛清靜的我，老想著一個人安安靜靜，尤其是過年時。

某個除夕，做了一條乾煎白鯧。

自己嚐了一口，嗯，不僅不夠好吃，還搞得自己油頭垢面、滿手腥羶。下次這種事，還是交給老公表現就好了！

很幸運，每次過年，我都不必挑起做年菜的責任獻醜。家裡人口簡單，我們吃得也輕鬆。過年雖著重家人相聚，但是吃吃喝喝，少不了得有人付出心力和勞力，張羅大量的食物。過年真是難為這些婆媽媳婦了！

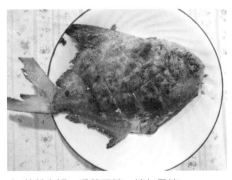
▲ 乾煎白鯧，手藝不精，請勿見笑。

小時候，總是看到媽媽一早到菜場挑食材，然後辛苦備料，在晚餐備出一桌豐盛的菜飯。六口之家，食物消耗的速度不容小覷，更別提事後的鍋碗瓢盆了。看著媽媽如此辛苦，大夥兒也不懂得幫忙善後，

自己出社會工作後，也是總想辦法預訂餐廳的桌菜帶回家，好減輕媽媽的負擔。

但是，過年還有一個問題，一家人相聚，除了熱鬧，還有摩擦，而狹小的生活空間更助長了衝突。

所以？

呵呵，不怕你笑，我真的討厭「回家過年」這四個字。我總是想辦法讓值班塞滿春節。我，天生就怕人多、就怕熱鬧。

自己年紀更長，更覺平靜勝於快樂。有一年過年前有個照會，患者雙下肢動脈阻塞，看著他的血管攝影，我直覺想告訴他的主治醫師，沒啥血管好接了，直接截肢吧！可是當我見到患者本人時，才知道他獨身一人，吃、住就在工廠裡，心想：把他腳砍了，那誰來照顧他呢？他以後的生活怎麼辦？難道開完還要叫他做義肢，學走路？

於是立刻改變主意，反正過年前開刀房也是空著，就來開吧！

兩條腿，所以取了兩條腿的靜脈，接上了兩條腿的動脈。我像水管工人，接了一整天。然後筋疲力盡地回到家，吃了飯就上床。

那時在台北市信義區賃屋而居，租屋處前面有塊公園小草坪，可遠眺 101。因此，總有人會在那兒放鞭炮、吃喝玩樂。記得當晚，在好晚好晚的夜裡，還有人在放鞭炮，可是我睡得好心安、好沈，一聲聲的鞭炮聲，還是吵不醒我甜恬的靈魂。我像一塊沈在湖底的石頭，靜靜地望著水面上的光影，但毫不被打擾。那是一次難忘的過年經驗，心裡特別紮實。

還有一年，一個賣臘肉的肉販老先生心肌梗塞，就在除夕當天。

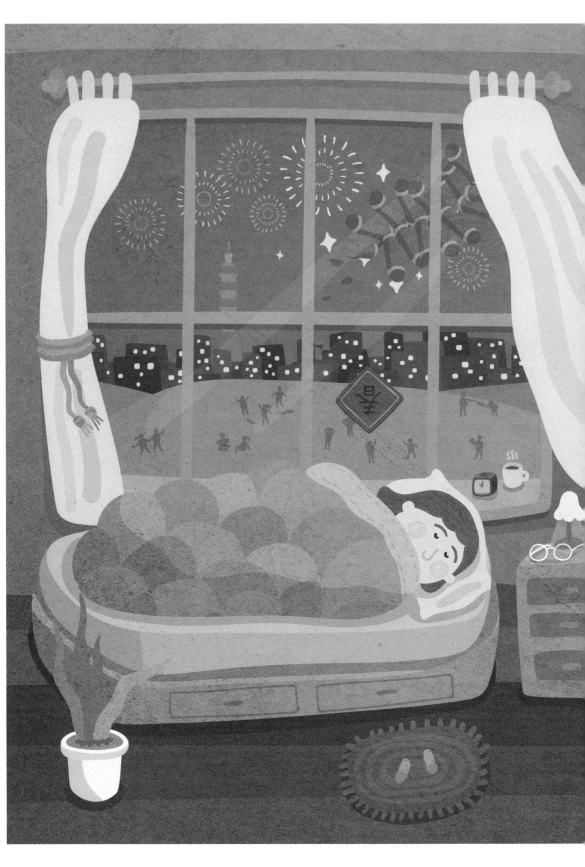

由於許多醫師都準備過年去了，所以他轉了兩家醫院，才輾轉來到我的醫院。本來我值班也只值到除夕，明天初一我就要放假去了，可是看到患者心肌梗塞那麼久還沒人開，想想自己平時也不忙，就動手了。

術後老先生恢復還算順利，追蹤沒多久，我也離開那家醫院。後來經過十年，他的女兒在我開始使用 line 的軟體而意外連絡上我，我才得知老先生在手術七年後，以八十四歲高齡離世，走時平靜，他的家人也都心無遺憾。

年要怎麼過？

想怎麼過就怎麼過。怎麼過都是一天，嘻嘻，偶爾來台刀也不錯。

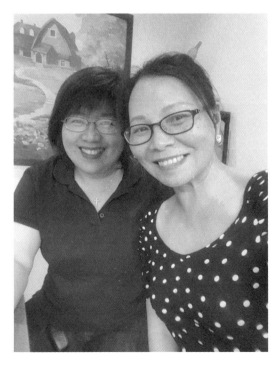

◀ 在我左手邊是除夕夜接受開心手術的患者的女兒。患者是手藝極好的臘肉叉燒肉販，多年後我和他女兒因社交媒體開通再度聯絡上，彼此再見面，非常開心又感慨。

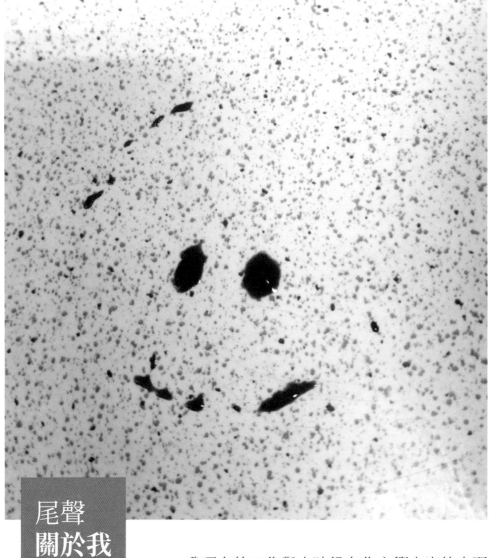

印在小吃店桌上的醬油罐印子，彷彿像個笑臉，有如我的心情。

尾聲
關於我

　　我現在的工作與小時候在作文簿上寫的志願是不同的。那時候我寫的是「老師」。小時候接觸到的行業不多，看過的就只有國小老師這一行，實在沒有什麼有創意的答案。但是進入國中以後，有件事改變了我。

當醫生不是我的志願

班上有個同學是醫師的女兒，她皮膚白皙，品學兼優，還會彈鋼琴。不僅如此，更令我羨慕的是，她全身上下用的都是好東西，制服總是燙得挺挺的，文具用品上面都有日本卡通圖案的 logo（Kiki Lala，有聽過嗎？），小小年紀就出國旅行；放學後我們上的是補習班，她上的是家教。

那時，螢光筆剛在文具市場上出現，全班只有她有。我向她借來用，畫重點畫得愛不釋手。有天她很客氣地問我：「玉蓮，螢光筆可以還我了嗎？」啊！真不好意思，我趕緊還她。可惜已經被我用到快沒水了。得知她爸是台大醫學院醫學系畢業的高材生後，醫生立刻變成我的志向。原來，醫生家庭的生活水平這麼好啊！這位同學和我同班了五年，直到我們都分別考上醫學系為止。

所以，什麼濟世救人並不是我當醫生的初衷，我只是個見錢眼開、市儈的小孩而已。如果這個志向和緣由拿去寫小時候的作文，我應該會遭受所有人的鄙夷吧！？哈哈！

話說，讀醫學系的過程對我而言其實是痛苦的。跟一群記憶力超強的好學生在一起，我努力啃書得到的成績看起來卻像是沒念書就來敷衍考試的結果。雖然考試到了，大家都會用功努力讀書，但是同學們當中不乏下課後生活豐富，又兼家教又搞社團的優秀人才。

氣人的是，就算比你沒空，考試到了，他們還是考得比你好。我不再是小池塘裡的大魚，而是大海裡的小魚。在這挫敗又迷惘的醫學院生涯裡，我曾經想放棄，以大四同等學歷去讀研究所。原因不是我多熱愛研究基礎醫學，而是我不知道繼續混醫學系我還有什麼前途。

懸壺濟世竟然成真！

當年，血液腫瘤科的老師對我們說過：「你們啊，就像一群幹細胞，在胚胎時期長得都一樣。但是漸漸地，surface marker（表面抗原）會表現出來，分化成神經細胞、血管細胞、肌肉細胞、表皮細胞、肺泡……你們會變成內科醫師、外科醫師、眼科、耳鼻喉科、皮膚科醫師……」他講得眉飛色舞，我聽得滿腹狐疑。我望著四下穿著運動服、T-shirt、腳踩球鞋，為考試及格壓得喘不過氣的同學們，心想：「真的會嗎？我們真的是那塊料嗎？」就在我升上五年級，開始到醫院見習後，想法才有了改觀。

那時，在婦產科當見習醫生的我們，每天替門診爆量的婦產科老師事先問病歷。許多婦女來求診的第一個主訴就是 vaginal spotting（陰道出血）；每個患者到後來的診斷非常多是 endometriocarcinoma（子宮內膜癌）。當我記錄到第幾十個相同、類似的病歷的時候，我深深地為醫學的偉大感到震撼。

課本上的主訴、症狀、病程竟是這麼活生生地呈現在我面前。教科書上的知識是如此地真實，不再是毫無意義的複選題答案。而且每位婦女求助時心情的無助，讓我心生憐憫。是的，醫學不只是冷冰冰的知識，還有患者情感的回饋。我們何其有幸從事這樣的行業，如此親近地檢視一個同類，幫助一個人？

我好像不那麼排斥醫學系了。在各科實習見習的過程中，我們漸漸摸索出自己的興趣。喜歡動手操作又愛模仿的我，在外科系學習起來特別專注，這才立定要當外科醫生的志向。隨著時間過去，學習和責任讓我們都長大了。

會當一個北漂青年來北部受訓，是因為聽聞曾經來過北部醫學中心的學長，提及受訓時外科訓練的差異。我立志要走外科，就來到台北榮民總醫院開啟住院醫師的受訓生涯。心臟血管外科是我的第一站，每天打病歷打到凌晨一兩點，醫院電腦系統部分關機修整才回宿舍，早上六點多又爬起來的我，竟然不覺得累，一大早又趕去加護中心，急著去看昨天剛開完刀的患者。胸管出血量多不多？血壓好不好？醒了嗎？因為覺得心臟血管外科可以觀察到患者的血行動力學很有趣，我就這麼全心投入自己的學習。

父親生病 大哥離世 瞬間長大

在住院醫師第二年的某天，哥哥通知我，爸爸突然生病送醫院。在手術台上的我臨時被叫下來，搭飛機趕回家。回家的旅途中，除了不斷地擔心爸爸的病情，我也想明白一件事，家裡有個常常住院生病的哥哥和姊姊，要不是爸爸、媽媽撐著這個家，我根本沒有機會在北部好好學習。一想及如此，心中的小劇本演個不停，只希望爸爸無事才好。

所幸那次爸爸得的是暫時性失憶症（那時爺爺剛下葬，爸爸情緒深受打擊，在生理上產生失去短期記憶存取的現象。這現象通常四十八小時到七十二小時會回復），沒兩三天就出院了。從此，我很快清醒，工作應該只是生活中的部分，我對家人的責任也很重要。爸爸、媽媽我愛你們，感謝你們把我們四個孩子養大。

在我三十三歲那年，大我三歲的哥哥去世了。哥哥自高中時期起得了東方人罕見的「潰瘍性大腸炎」。十六年來反覆出入醫院，也如教科書上所描述的，在得病十多年後演變成惡性腫瘤。嗯，我們的身

體反應真沒一個人能離得開教科書上的敘述。

　　當時，我正在振興醫院工作，因為腫瘤破裂把他接上來振興院開刀。可惜因為長年體弱，哥哥在手術完不久因敗血症去世。家人都沒有想到，此行北上竟變成了一趟有去無回的旅程。從小，我一直以為我們家六個人會永遠在一起。哥哥去世時我才驚覺到，原來人是會死的，沒有什麼緣分是永遠的。

　　在辦完哥哥喪事的半年後，我給自己休假兩週，去挪威旅行。感謝這次旅行帶給我的沉澱，在挪威的高原上，我想通了很多事。

　　人不是永遠活在這個世界上的，必須趁自己有軀殼的時候做點什麼。怎樣的人會在人類的歷史上留下紀念？是世界上最有錢的人嗎？最早，台灣的首富是蔡萬霖，之後是王永慶，再來是郭台銘，接下來換誰不知道。過去的有錢人不再被人們記得，所以答案應該不是。

　　可是，蔡倫造紙、張騫通西域、鄭和下西洋……卻被記載在歷史課本裡。所以被人們記得的，這就應該是對人類社會有貢獻有影響力的人。人的生命是有限的，一分一秒由不得浪費，我也應該為自己而活，要做自己喜歡的事，吃自己喜歡的食物，欣賞美麗的事物，要跟自己喜歡的人在一起，而且要影響別人！

　　回想在我的生命裡，誰的行為模式影響我最大？我想起在台中榮總學習時的心臟外科主任張燕張大夫（現任台北慈濟醫院心血管醫學中心主任）。我大部分的手術技巧是向他看齊模仿的，來到振興醫院後，雖然有不同的手術習慣，我也入境隨俗，但是，每當手術台上緊急的時候，我的手法不知不覺會回到當初他教我的那一套。我才發現，原來我們可以以這樣的形式在別人的生命裡留下刻痕。

以往總是幫主任們開刀、照顧患者，患者的主治醫師永遠不會是自己的名字，我做的永遠是別人的成績。十年種樹，百年樹人，我也應該來做一點自己的成績了。一年多後，我離開振興醫院，去找別家醫院另闢疆土。

脫離自己的舒適圈是不容易的。可是我好像也沒什麼選擇。我快要四十歲了，離開振興後也沒有立刻做出點成績。

四十不惑 從零開始 脫胎換骨

2011 年，我來到署立桃園醫院。這家醫院當時看起來什麼了不起的設備都沒有，刀房裡器械簡陋，人們工作步調緩慢。都早上八點了，刀房還沒人進去開燈作準備。下班時間倒是大家都很準時，下午五點一過，整個醫院看起來像空城。價格低廉的薪水和被動的工作氣氛，留不住任何人才。

但是，我卻在寬敞有隔鉛的開刀房，具有獨立洗手槽和雙套氧氣管路的加護中心，還有空曠而廣大的停車場，看到我的未來。這就是我實現夢想的地方。

我不是什麼紅牌大醫師，這薪水不高，但這價位適合我，我要的是一個機會，我要在這裡開心臟！於是就這麼待下來，一點一滴朝著新成立的開心據點前進。經過一年的準備，我在來此的第二年開出我在署桃（現在已轉為「部桃」）的第一台開心手術，這也是繼台大林芳郁教授之後，時隔二十年後署桃再次執行的第一台開心手術。感謝當年大力給予支持的徐永年院長和徐錦池副院長。

這麼一待就是十年，如今，衛福部桃園醫院已經是一家年營業額兩億、具有創傷重度責任、葉克膜團隊的醫院，我也有幸成為其中一個小卒。我非常珍惜能夠在這裡工作，以及和夥伴們一起打拼的日子，我很高興能夠參與桃醫的成長。

老不死的樅樹

不知不覺，出社會工作了二十幾年。新進職場的年輕人在年齡上一點一點和我拉開了距離。有天，我的外科助手像發現新大陸一樣興奮地跟我說：「張醫師，你跟我媽的年齡一樣大欸！」什麼！？怎麼會？我驚覺我從當年那個人人稱呼我「蓮妹」的年紀，曾幾何時，我也混成了「蓮姊」……看著這些新進職場的孩子，那個尖銳鋒利的我消失了，取而代之是一個囉囉嗦嗦、嘮嘮叨叨的老學姊。

我想多教他們一點，多分享一點，可是當孩子們露出忍耐又不失禮貌的微笑時，我知道我該吞下那一句「你們以後就知道了」的金句。既然，沒啥人想聽我說，那我就來寫書吧！

王爾德有一篇著名的童話〈樅樹〉，講述少年時被砍下來做聖誕樹的小樅樹，經過一夜的璀璨後，被棄置在閣樓裡。無聊的他開始為偶爾造訪的小老鼠講故事，講年輕時在森林裡的回憶。小老鼠換過一批又一批，聽膩了就會離開。

對，我承認我就是那棵多話、還沒被扔到院子裡燒掉的樅樹。但是，我還是可以為不同的小老鼠講故事啊！所以我開始寫這本書。我相信當你讀完它，你的生命裡就有了我，而我也得到我人生的延續。

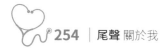

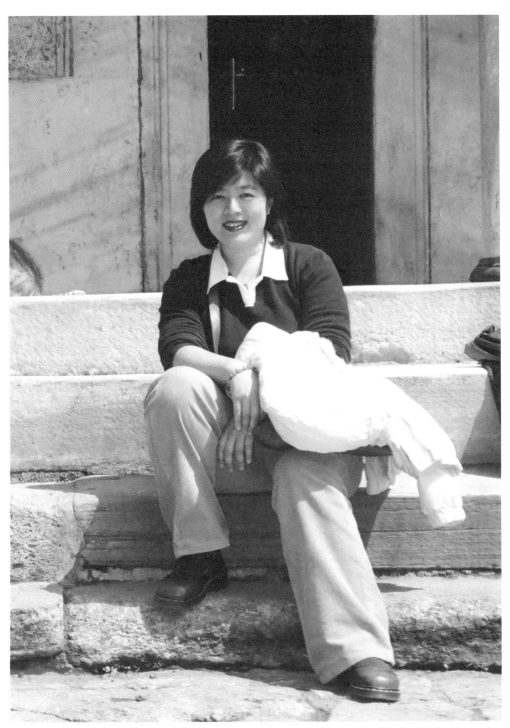

▲ 2004 年攝於聖索菲亞大教堂的台階上。

悅讀健康系列 HD3184

心臟外科女醫的機智生活
從醫學知識、高齡照護、
家人相處、醫病關係、職場霸凌，
到如何愛自己的真心分享

作　　　者／張玉蓮
選　　　書／林小鈴
主　　　編／梁志君

行銷經理／王維君
業務經理／羅越華
總 編 輯／林小鈴
發 行 人／何飛鵬
出　　　版／原水文化
　　　　　台北市民生東路二段141號8樓
　　　　　電話：（02）2500-7008　　傳真：（02）2502-7676
　　　　　E-mail：H2O@cite.com.tw　　FB粉絲團：搜尋「原水健康相談室」
發　　　行／英屬蓋曼群島商家庭傳媒股份有限公司城邦分公司
　　　　　台北市中山區民生東路二段141號11樓
　　　　　書虫客服服務專線：02-25007718；25007719
　　　　　24小時傳真專線：02-25001990；25001991
　　　　　服務時間：週一至週五上午09:30～12:00；下午13:30～17:00
　　　　　讀者服務信箱：service@readingclub.com.tw
劃撥帳號／19863813；戶名：書虫股份有限公司
香港發行／城邦（香港）出版集團有限公司
　　　　　香港灣仔駱克道193號東超商業中心1樓
　　　　　電話：(852)2508-6231　　傳真：(852)2578-9337
　　　　　電郵：hkcite@biznetvigator.com
馬新發行／城邦（馬新）出版集團
　　　　　41, Jalan Radin Anum, Bandar Baru Sri Petaling,
　　　　　57000 Kuala Lumpur, Malaysia.
　　　　　電話：(603) 90563833　　傳真：(603) 90576622
　　　　　電郵：service@cite.my

美術設計／劉麗雪
醫學插圖／張玉蓮
封面&內頁插畫／巧巧小橘頭
製版印刷／科億資訊科技有限公司
初　　　版／2023 年 4 月 20 日
定　　　價／420 元
ISBN／978-626-7268-16-2（平裝）
ISBN／978-626-7268-20-9（EPUB）

城邦讀書花園
www.cite.com.tw

國家圖書館出版品預行編目資料

心臟外科女醫的機智生活：從醫學知識、高齡照護、家人相
處、醫病關係、職場霸凌,到如何愛自己的真心分享/張玉蓮
作. -- 初版. -- 臺北市：原水文化, 城邦文化事業股份有限公司
出版：英屬蓋曼群島商家庭傳媒股份有限公司城邦分公司發
行, 2023.04
　面；　公分
ISBN 978-626-7268-16-2(平裝)

1.CST: 預防醫學 2.CST: 保健常識 3.CST: 通俗作品

412.5　　　　　　　　　　　　　　　　　　112002320